RECUEIL DE QUESTIONS

POSÉES AUX

EXAMENS DE MÉDECINE

ET

DE PHARMACIE

QUATRIÈME EXAMEN DE DOCTORAT

HYGIÈNE. — PHARMACOLOGIE ET ART DE FORMULER.
MATIÈRE MÉDICALE.
THÉRAPEUTIQUE. — MÉDECINE LÉGALE. — TOXICOLOGIE.

PHARMACOLOGIE

ET

ART DE FORMULER

—

TOME PREMIER.

PARIS

DELAHAYE, LIBRAIRE-ÉDITEUR

23, RUE DE L'ÉCOLE-DE-MÉDECINE

RECUEIL DE QUESTIONS

POSÉES AUX

EXAMENS DE MÉDECINE

Imprimerie Eugène Heutte et Cie, à Saint-Germain.

RECUEIL DE QUESTIONS

POSÉES AUX

EXAMENS DE MÉDECINE

ET

DE PHARMACIE

QUATRIÈME EXAMEN DE DOCTORAT

HYGIÈNE. — PHARMACOLOGIE ET ART DE FORMULER.
MATIÈRE MÉDICALE.
THÉRAPEUTIQUE. — MÉDECINE LÉGALE. — TOXICOLOGIE.

PHARMACOLOGIE

ET

ART DE FORMULER

TOME PREMIER.

PARIS

DELAHAYE, LIBRAIRE-ÉDITEUR

23, RUE DE L'ÉCOLE-DE-MÉDECINE

PHARMACOLOGIE

ET

ART DE FORMULER

PREMIÈRE PARTIE.

MANIPULATIONS ET OPÉRATIONS PRÉPARATOIRES
QUE L'ON FAIT SUBIR AUX SUBSTANCES POUR
LES CONVERTIR EN MÉDICAMENTS.

COLLECTION, — EXTRACTION, — MIXTION, — COMBI-
NAISON DES CORPS MÉDICAMENTEUX.

1. D. Qu'est-ce que la pharmacologie?
   R. C'est l'art de choisir, récolter, conserver
   et préparer les médicaments.
2. D. Qu'appelle-t-on corps médicamenteux?
   R. Ce sont les substances pouvant fournir
   quelques médicaments, mais n'ayant pas
   encore subi de préparations préalables.
3. D. Quels sont les corps simples, métalloïdes
   et métaux, fournis par les minéraux?

R. L'oxygène, le carbone, le phosphore, le soufre, le chlore, l'iode, le brome, le fer, le mercure, l'or et l'argent, etc.

4. D. Quels sont les corps binaires usités en pharmacie ?

R. Les acides (nitrique, sulfurique, gallique, tartrique, etc.), les oxydes métalliques (protoxyde de potassium, de sodium, de calcium), les métalloïdes entre eux (iodure de soufre, azoture d'ammoniaque), les métalloïdes avec les métaux (chlore, soufre, brome, iode avec potassium, barium, calcium, mercure, fer).

5. D. Quels sont les composés quaternaires pharmaceutiques ?

R. Ce sont les sels formés par la combinaison d'un acide avec une base, qui peut être un alcali végétal (morphine, quinine), ou un oxyde métallique ou d'ammoniaque (sulfate de morphine, tartrate de potasse, citrate de fer, sulfate d'ammoniaque).

6. D. Quels sont les médicaments fournis par les végétaux ?

R. On peut employer toute la plante ou quelqu'une de ses parties (feuilles, fleurs, fruits, écorce, racines), ou bien les produits que l'on en retire.

7. **D.** Quels sont les principes ou produits immédiats que l'on retire des plantes et des animaux?

R. L'opium, l'huile, la gomme, les principes sucrés mucilagineux, mucoso-sucrés, amylacés, extractifs, résineux, baumes, gommo-résineux, extracto-résineux, albumineux, gélatineux, tannin, alcalis végétaux (morphine, quinine), acides végétaux (tartrique, citrique).

8. **D.** Quels sont les produits sucrés que l'on retire des végétaux?

R. Ce sont des produits solubles dans l'eau, cristallisables ou incristallisables, insolubles dans l'alcool concentré, subissant la fermentation alcoolique, donnant par l'acide nitrique de l'acide oxalique ; les principales variétés sont le sucre de canne, de betterave, la mélasse. (Voyez Chimie, n° 555 et suivants.)

9. **D.** Quels sont les produits gommeux ou mucilagineux que l'on retire des végétaux?

R. Ce sont des produits liquides ou solides incristallisables, solubles dans l'eau, insolubles dans l'alcool, donnant aux liquides une consistance sirupeuse, transformés par l'acide nitrique en acide mucique (gomme arabique du Sénégal, adragante, mucilages de guimauve, de graines de lin, de coing, etc.) (Voyez Chimie, n° 452 et suivants.)

10. **D.** Qu'est-ce qu'un produit mucoso-sucré?

R. C'est un produit qui participe de la propriété de la gomme et de celle du sucre (manne, etc.).

11. **D.** Qu'est-ce qu'un produit amylacé?

R. C'est un produit solide pulvérulent insoluble dans l'eau froide, soluble dans l'eau chaude où il se prend en gelée se colorant en violet par l'iode, donnant de l'acide oxalique par l'acide nitrique (amidon des céréales, fécule de pommes de terre, sagou, tapioca, arrow-root, etc.). (Chimie, 475 et suivants.)

12. **D.** Qu'est-ce qu'un produit extractif?

R. C'est une substance de consistance sèche ou molle obtenue par l'évaporation du véhicule qui la tient en dissolution. (Chimie, 376.)

13. **D.** Qu'est-ce qu'un produit résineux ?

R. C'est une substance solide (résine) ou

demi-liquide (oléo-résine), insoluble dans l'eau, soluble dans l'alcool, l'éther, les huiles fixes ou volatiles (térébenthine, baume de copahu). (Chimie, n°s 760, 840, 858).

14. D. Qu'est-ce qu'un baume?

R. C'est une substance résineuse qui contient de l'acide benzoïque et qui est douée d'une odeur agréable (baume du Pérou, de Tolu, benjoin). (Chimie, n° 865.)

15. D. Qu'est-ce qu'un produit gommo-résineux?

R. C'est une substance composée de gomme et de résine et qui est en partie soluble dans l'eau (gomme) et en partie soluble dans l'alcool (résine).

16. D. Quels sont les principaux produits gommo-résineux?

R. La gomme ammoniaque, le galbanum l'assa fœtida.

17. D. Qu'est-ce qu'un produit extracto-résineux?

R. C'est un produit composé d'extractif et de résine (cachou, aloès).

18. D. Qu'est-ce qu'un produit albumineux?

R. C'est une substance liquide incolore, coagulable à 70°, soluble dans les alcalis et qui est précipitée de sa dissolution aqueuse par le tannin, l'alcool, l'éther et les acides; on trouve de l'albumine dans le blanc d'œuf et la plupart des végétaux. (Chimie, nos 415, 438, 440, 927).

19. D. Qu'est-ce qu'un produit gélatineux?

R. C'est une substance solide, transparente, soluble dans l'eau bouillante, se prenant en gelée dans l'eau froide, précipitée par le tannin, l'alcool et la décoction de substances astringentes (colle de Flandre, colle de poisson). (Chimie, n° 446 et suivants.)

20. D. Qu'est-ce qu'un produit huileux ?

R. C'est une substance que l'on retire des végétaux soit par expression, soit par dissolution (huiles fixes, huiles volatiles).

21. D. Quelles sont les propriétés des huiles fixes?

R. Elles sont insolubles dans l'eau et l'alcool, non volatiles, saponifiables par les bases métalliques. (Chimie, n° 757.)

22. D. Quelles sont les propriétés des huiles volatiles)?

R. Elles sont adorantes, volatiles, insolubles dans l'eau, solubles dans l'alcool, et non saponifiables par les bases. (Chimie, 805 et suivants.)

23. D. Quelles sont les propriétés physiques et chimiques du tannin ?

R. C'est une substance végétale acide qui existe dans la plupart des végétaux (cachou, écorce de chêne, quinquina, noix de galle), d'un blanc jaunâtre, incristallisable, très-astringente, soluble dans l'eau, l'alcool, l'éther, qui se précipite en présence des acides et des sels minéraux et organiques ; le tannin est un astringent très-précieux en thérapeutique. (Chimie, n° 370 et suivants.)

24. D. Quelle est l'action du tannin sur la gélatine ?

R. Il la précipite en filaments grisâtres.

25. D. Quelles sont les propriétés physiques et chimiques des alcalis végétaux ?

R. Ils sont solides, d'une saveur amère, ils forment des sels avec les acides, verdissent le sirop de violette, ils sont insolubles dans l'eau, solubles dans l'alcool (brucine, morphine, quinine, émétine, strychnine).

26. D. Quelles sont les propriétés des acides végétaux ?

R. Ils se combinent avec les alcalis pour former des sels, acides citrique, tartrique, acétique.

27. D. *Qu'appelle-t-on opérations pharmaceutiques ?*

R. Ce sont les manipulations que l'on fait subir aux substances pour les convertir en médicaments, en extraire les principes actifs, les mêler entre elles pour avoir des médicaments composés, les combiner pour avoir des médicaments nouveaux.

28. D. Quelles sont les opérations pharmaceutiques que l'on fait subir aux médicaments ?

R. 1º la collection, 2º l'extraction, 3º la mixtion, 4º la combinaison.

29. D. *De quoi se compose la collection des médicaments ?*

R. Elle comprend la récolte et le choix des végétaux.

30. D. En quoi consistent la récolte et le choix des végétaux ?

R. Ils ont rapport à l'âge, à l'exposition, au climat, à la culture, à l'époque où doivent être cueillis les végétaux.

31. D. A quel âge doit-on recueillir les végétaux ?

R. A l'âge où ils ont leurs principes actifs
le plus développés ; exemple : les borraginées, dans leur jeune âge contenant
moins de mucilage et de nitrate de potasse, seront recueillies dans un âge plus
avancé, après la floraison ; il en sera de
même du houblon, etc.

32. D. L'exposition et le terrain ont-ils une importance pour la récolte des végétaux ?

R. Oui ; c'est ainsi que les ombellifères qui
naissent à l'ombre et dans des lieux hu-
mides, contiennent moins de principes
actifs que celles qui naissent dans un
lieu exposé au soleil ; il en sera de même
des borraginées et des solanées qui se
plaisent dans le voisinage des habi-
tations, là où le terrain contient des
nitrates, des carbonates, des phosphates, etc.

33. D. Le climat a-t-il une importance pour
recueillir les plantes ?

R. Oui, l'on doit recueillir les plantes là où
elles se développent le mieux ; c'est ainsi
que la rhubarbe exotique est préférable
à la rhubarbe indigène et que les plantes

aromatiques, labiées, ombellifères, doivent être recueillies plutôt dans les climats chauds que dans les climats froids.

34. D. La culture a-t-elle une importance pour recueillir les plantes?

R. Oui, car la culture a pour but de développer les principes actifs de la plante.

35. D. L'époque a-t-elle une importance pour recueillir les plantes?

R. Oui; il faut recueillir les plantes, avons-nous dit, quand elles sont en puissance de tous leurs principes actifs.

36. D. A quel moment doit-on recueillir les racines des plantes bisannuelles?

R. Au commencement de l'hiver, parce que c'est à ce moment qu'elles contiennent le plus de principes actifs, et que leur dessiccation et leur conservation sont plus faciles, parce qu'elles contiennent moins de parties aqueuses.

37. D. A quel moment doit-on récolter les racines des plantes annuelles?

R. Au moment de l'apparition des feuilles, afin que leurs principes ne soient point absorbés par ces organes.

38. D. A quel âge doit-on récolter les racines des plantes vivaces?

R. A l'âge de deux à trois ans, plus tard elles contiendraient trop de ligneux.

39. D. N'y a-t-il pas une exception à cette règle?

R. Oui, les racines de rhubarbe, de jalap doivent être récoltées à l'âge de cinq à six ans, parce qu'à cet âge elles contiennent plus de principes actifs.

40. D. A quelle époque doit-on récolter le bois et les écorces?

R. En automne, ou bien au commencement de l'hiver, à la chute des feuilles.

41. D. Quel doit être l'âge des rameaux ou des tiges sur lesquelles on prend les écorces?

R. De deux à trois ans.

42. D. Pourquoi cela?

R. Parce que plus tard l'écorce se fendille, et l'eau de la pluie pourrait entraîner les principes actifs.

43. D. A quelle époque doit-on récolter les feuilles des plantes non aromatiques?

R. Avant la floraison, car plus tard elles perdraient leurs principes actifs qui serviraient au développement des fleurs.

44. D. A quel moment doit-on récolter les feuilles des plantes aromatiques (labiées, ombellifères)?

R. A l'époque de la floraison, parce que c'est au moment de la floraison que les feuilles contiennent le plus de principes actifs.

45. D. A quel moment doit-on récolter les fleurs et les sommités fleuries?

R. Peu de temps après l'épanouissement des fleurs.

46. D. Quelles sont les exceptions à cette règle?

R. Les roses de Provins doivent être récoltées quand elles sont en bouton et avant la floraison, parce qu'elles contiennent alors plus de tannin et de matière colorante.

47. D. A quelle époque de la journée cueille-t-on les plantes non aromatiques?

R. Le matin après que les rayons solaires ont dissipé la rosée.

48. D. A quelle époque de la journée cueille-t-on les plantes aromatiques qui doivent servir à faire des eaux distillées?

R. Le matin avant que le soleil ait pu en dégager les principes aromatiques.

49. D. *Quel est le but de la dessiccation?*

R. Elle a pour but d'enlever aux plantes leur humidité et leur eau de végétation, afin de pouvoir les conserver et les pulvériser plus facilement.

50. **D.** De combien de manières fait-on la dessiccation ?

R. De trois manières, soit à l'air, soit dans un grenier bien aéré (séchoir), soit dans une pièce chauffée (étuve).

51. **D.** Quelles sont les plantes que l'on sèche en plein air au soleil?

R. Les feuilles, fleurs, fruits peu charnus, et les plantes non aromatiques.

52. **D.** Quelles sont les plantes que l'on sèche à l'ombre dans un séchoir ?

R. Les plantes aromatiques, pour qu'elles perdent moins leurs principes actifs volatils.

53. **D.** Quelles sont les plantes que l'on dessèche à l'étuve?

R. Les fleurs, fruits, graines charnus, parce qu'ils contiennent de l'eau de végétation ; les racines et les fruits sont coupés en rondelles ou par tranches s'il y a lieu, la température de l'étuve doit être de 20° à 25° d'abord, et ensuite de 35° à 40°.

54. **D.** Quels sont les produits immédiats que l'on dessèche à l'étuve ?

R. Les résines et gommes-résines et autres

corps semblables, ce qui permet de les pulvériser plus facilement.

55. D. En quoi consiste l'émondation ou purification ?

R. Cette opération pharmaceutique consiste à enlever mécaniquement aux substances médicamenteuses les matières hétérogènes, impures, inertes, avec lesquelles elles sont mêlées ; les amandes sont jetées dans l'eau chaude pour les débarrasser de leur épisperme, les racines sont lavées, le séné est privé par le triage des débris des pétioles, le cachou, l'opium se purifient par l'eau qui dissoût seulement les principes actifs, enfin on purifie, l'on émonde les feuilles, fleurs, fruits, racines, en les débarrassant des parties altérées.

56. D. *Qu'est-ce que la clarification ?*

R. C'est la purification des liquides.

57. D. Comment se pratique-t-elle ?

R. 1° par reposition et décantation, 2° par filtration, 3° par intermèdes.

58. D. En quoi consiste la clarification par reposition et décantation ?

R. On laisse reposer le liquide jusqu'à ce que la matière suspendue soit tombée au fond du vase où elle forme un dépôt, puis, pour séparer le liquide du dépôt (décanter), l'on incline le vase de manière à ce que la partie liquide s'écoule seule et que le dépôt reste au fond du vase.

59. D. Si c'est le dépôt que l'on veut recueillir et que l'on agisse sur de petites quantités (médecine légale), que fait-on?

R. L'on se sert d'une pipette effilée dans la partie qui plonge dans le liquide, l'on fait le vide avec la bouche, et le liquide monte dans le réservoir laissant le dépôt au fond du vase.

60. D. Comment fait-on la décantation si l'on agit sur une grande masse de liquide?

R. L'on se sert du siphon ordinaire, et si c'est un liquide dangereux à être avalé, l'on aspire à l'aide d'un tube latéral adapté au syphon; il faut avoir soin dans ce cas de fermer avec le doigt l'ouverture inférieure du tube latéral par lequel on fait le vide.

61. D. En quoi consiste la filtration?

R. A rendre aux liquides leur transparence en les faisant passer à travers un filtre.

62. D. Quels sont les filtres dont on se sert?

R. Les filtres de laine, de coton, de papier de fil, de sable, de verre et de charbon.

63. D. De quel papier se sert-on pour filtrer au papier?

R. Du papier joseph qui est sans colle et qui s'imbibe facilement; ce filtre convient pour les huiles, le petit-lait, les vins, les vinaigres; ce filtrage laisse le liquide d'un transparence complète.

64. D. Quelles sont les substances que l'on filtre avec les étoffes de laine (étamines, blanchet, chausses)?

R. Les infusions, décoctions, macérations, les mellites et les sirops.

65. D. Dans quel cas se sert-on des filtres de sable, de charbon, de verre?

R. Quand les liquides sont de nature à altérer les filtres (acides, alcalis).

66. D. Qu'appelle-t-on clarification par intermède?

R. C'est quand on se sert du blanc d'œuf, du sérum de sang de bœuf que l'on mêle au liquide que l'on veut clarifier; l'on fait chauffer le liquide, l'albumine se coagule et entraîne les matières suspendues.

67. D. Comment clarifie-t-on le vin, le vinaigre ?

R. On les clarifie à froid avec l'albumine ou la gélatine.

68. D. Pourquoi, dans ce cas, n'a-t-on pas recours à la chaleur ?

R. Parce que le vin et le vinaigre contiennent du tannin et des acides qui coagulent l'albumine.

69. D. Comment clarifie-t-on les liquides qui contiennent du caséum (lait) ?

R. Par les acides, puis ensuite on les filtre.

70. D. *Par quel procédé opère-t-on la division des corps médicamenteux ?*

R. Par la section, concassation, trituration, par le râpage, l'épistation et la pulvérisation.

71. D. En quoi consiste la section ?

R. A diviser les corps, soit en copeaux (quassia), en tranches, en rondelles (columbo sassafras), en tranches (fruits et racines charnues).

72. D. En quoi consiste la contusion ou concassation ?

R. A réduire en parties menues, en les frappant perpendiculairement dans un mortier, les écorces (quinquina), les bois, les racines, les fleurs et les feuilles desséchées.

73. D. En quoi consiste la trituration ?

R. A faire agir le pilon circulairement dans un mortier, de manière à diviser les sucres, sels, gommes, résines, gommes-résines et les substances immédiates sujettes à s'agglutiner par l'action de la chaleur et de la percussion.

74. D. En quoi consiste le râpage ?

R. A diviser les corps durs avec une râpe (fer, gaïac, noix vomique, corne de cerf, racines compactes).

75. D. En quoi consiste l'épistation ?

R. A réduire en pulpe, en les pilant dans un mortier, les plantes qui offrent une texture tendre (cresson, cochléaria), afin d'en extraire leurs principes actifs par l'expression.

76. D. En quoi consiste la pulvérisation ?

R. A réduire les substances médicamenteuses en poudres par contusion, porphyrisation, tamisation, lévigation, frottement, intermède et mouture.

77. D. Comment se fait la pulvérisation par tamisation ?

R. Quand les matières sont réduites en poudres grossières, on les tamise avec un
tamis de laine, de soie, de crin.

78. D. Est-il indifférent de pulvériser dans un
mortier de verre, de marbre, de porcelaine ?

R. Non, l'on pulvérisera dans un mortier
de porcelaine les substances susceptibles d'attaquer le fer, le marbre (acides
et sublimé corrosif).

79. D. En quoi consiste la porphyrisation ?

R. A placer les substances à pulvériser sur
une table de porphyre, de marbre ou de
verre dépoli, et à promener circulairement sur ces substances une molette de
même substance que le mortier.

80. D. Quand porphyrise-t-on à sec ? quand
porphyrise-t-on par la voie humide ?

R. On porphyrise à sec l'antimoine, la li-
maille de fer, le bismuth, parce que ces
substances s'altéreraient en les humec-
tant, et on porphyrise par la voie humide les sulfures de mercure, d'antimoine.

81. D. En quoi consiste la lévigation ?

R. C'est un mode de pulvérisation qui a
pour but de séparer les poudres les plus

grossières des poudres les plus fines ; pour cela, l'on délaye la poudre dans l'eau, on la laisse reposer et l'on décante; l'on peut faire 3 ou 4 dilutions à la suite les unes des autres.

82. D. Comment fait-on la pulvérisation par frottement ?

R. L'on frotte la substance à pulvériser sur un tamis avec la main et l'on reçoit la poudre sur du papier.

83. D. Quand pulvérise-t-on par intermède ?

R. Quand les substances ne peuvent se pulvériser autrement; ainsi, quand on a affaire à des substances molles (vanille), ductiles (feuilles d'or ou d'argent), l'on ajoute une matière propre à les diviser (le sucre).

84. D. Quels sont les intermèdes du camphre. de la chaux vive, du salep, de la fève de Saint-Ignace, de la noix vomique ?

R. Pour le camphre, ce sera quelques gouttes d'alcool ; pour la chaux caustique, ce sera l'eau ; pour le salep, on le laissera macérer préalablement dans l'eau froide; pour la fève de Saint-Ignace, la noix vomique, ce sera la vapeur d'eau tiède, etc.

85. **D.** Comment conserve-t-on les productions naturelles ?

R. Il faut les conserver à l'abri de l'air, de l'humidité et de la lumière, dans des vases de porcelaine bien fermés.

86. **D.** Comment doit-on employer les crucifères, les renonculacées et les plantes aromatiques (ombellifères, labiées) ?

R. On doit les employer fraîches, car par la dessiccation elles perdraient quelques-uns de leurs principes actifs. Cependant, à poids égal, les plantes sèches contiennent plus de principes actifs que les plantes fraîches, parce que celles-ci contiennent de l'eau de végétation qui en augmente beaucoup le poids.

87. **D.** *Quels sont les procédés en usage pour extraire les principes médicamenteux ?*

R. 1° L'extraction (expression et pulpation), 2° la solution, 3° la macération, 4° la digestion, 5° l'infusion, 6° la décoction, 7° la lixiviation, 8° la distillation, 9° la sublimation, 10° l'évaporation, 11° la cristallisation, 12° la congélation.

88. **D.** En quoi consiste l'incision ?

R. A inciser les végétaux pendant leur vie,

afin de recueillir le suc qui en découle (opium, résines, gommes).

89. D. En quoi consiste l'expression ?

R. A présenter les corps préalablement soumis à l'épistation, au râpage ou à la pulvérisation, imbibés de leur eau de végétation ou d'un véhicule, à une pression assez forte avec la main (sucs d'herbes).

90. D. Quand l'on a affaire à de l'huile fixe, l'action de la main suffit-elle ?

R. Non, il faut l'action de la presse ordinaire ou hydraulique.

91. D. Qu'est-ce qu'une solution ou dissolution ?

R. La solution, selon certains auteurs, ne s'applique qu'aux corps qui, dissous dans un liquide, ne changent pas de nature (sucre, sel); la dissolution s'applique aux corps qui changent de nature par une action chimique (cuivre et acide nitrique, zinc et acide sulfurique).

92. D. De combien de manières la solution peut-elle avoir lieu ?

R. A froid (macération), à chaud (digestion), à l'ébullition (infusion, décoction).

93. D. Comment s'appelle le produit de la solution ?

R. Un soluté.

94. D. Qu'est-ce que la macération ?

R. Elle consiste à laisser, pendant un certain temps, le corps médicamenteux séjourner dans un liquide à la température ordinaire.

95. D. Dans quel cas emploie-t-on la macération ?

R. Lorsque l'on craint que la substance active du médicament soit altérée par la chaleur.

96. D. Quelles sont les substances qui se préparent par macération ?

R. Les bières, les vins, les teintures, les vinaigres et certains extraits.

97. D. Qu'est-ce que la digestion ?

R. C'est une opération qui consiste à laisser séjourner les substances dans un liquide d'une température au-dessus de l'ordinaire mais au-dessous de celle de l'ébullition (vins, teintures, huiles médicinales).

98. D. Comment procède-t-on par digestion ?

R. L'on place les substances dans des matras avec le liquide que l'on expose soit au bain-marie, soit au soleil, soit sur des cendres chaudes, soit sur du sable chaud.

99. D. Qu'est-ce que l'infusion ?

R. C'est un mode de solution qui consiste à verser un liquide bouillant sur les substances aromatiques, et à laisser digérer pendant un certain temps (feuilles, fleurs, écorces et racines aromatiques); le produit s'appelle infusé.

100. D. Qu'est-ce que la décoction ?

R. C'est un mode de solution qui consiste à faire bouillir, plus ou moins longtemps, le liquide contenant des principes non aromatiques (bois, racines, écorces), pour obtenir des principes mucilagineux, féculents et insolubles; le produit s'appelle décocté.

101. D. Quel est le mode de préparation qui est préférable, de l'infusion ou de la décoction ?

R. L'infusé contenant autant de principes actifs que le décocté et, de plus, ne permettant pas aux substances de s'altérer, il est préférable dans beaucoup de cas.

102. D. Qu'est-ce que la lixiviation ?

R. Cette opération consiste à réduire préalablement la substance médicamenteuse à l'état de poudre, puis à la mettre dans une allonge dont l'extrémité inférieure est fixée dans le goulot d'un flacon, à verser de l'eau, de l'alcool ou de l'éther sur la poudre jusqu'à ce que son principe actif soit complétement épuisé.

103. D. Quels sont les médicaments pharmaceutiques que l'on prépare ainsi ?

R. Les teintures alcooliques ou éthérées et les extraits.

104. D. Sur quoi repose la méthode de déplacement ?

R. Sur ce fait d'expérience que certains liquides déplacent d'autres liquides imbibant une substance sans se mêler avec; c'est ainsi que l'eau déplace l'alcool et l'éther.

105. D. Quelles sont les substances soumises à la lixiviation ?

R. Les substances végétales réduites en poudre et les fleurs.

106. D. Qu'est-ce que la distillation ?

R. C'est un mode de dissolution qui a pour but de séparer les parties volatiles d'un corps des parties solides.

107. D. Dans quel appareil fait-on la distillation ?

R. Dans un alambic, appareil composé d'une cucurbite, d'un chapiteau et d'un serpentin.

108. D. Quand on a besoin d'une température qui ne dépasse pas 100°, que fait-on ?

R. L'on fait chauffer le corps au bain-marie.

109. D. Qu'est-ce que la sublimation ?

R. C'est une distillation à sec et sans intermède; le produit de cette dissolution est solide (acide benzoïque, protochlorure de mercure, hydrochlorate d'ammoniaque).

110. D. Quel est le but de la vaporisation ou évaporation ?

R. Elle a pour but d'obtenir de la vapeur chargée de principes médicamenteux (fumigations, bains de vapeur), ou bien de faire des extraits et des pâtes en concentrant les liquides médicamenteux par l'évaporation.

111. D. Quel est le but de la cristallisation ?

R. C'est d'obtenir les cristaux des corps médicamenteux.

112. D. Comment s'y prend-on quand on veut cristalliser un corps insoluble ?

R. L'on emploie la chaleur pour le volatiliser, puis l'on condense ses vapeurs (arsenic). Si le corps se liquéfie à la chaleur, on le liquéfie à la chaleur, puis on le fait cristalliser par le refroidissement (antimoine, bismuth).

113. D. Comment s'y prend-on si le corps est soluble ?

R. L'on emploie l'action de la chaleur et du liquide ; c'est ainsi que l'on dissout à chaud jusqu'à saturation les sels, et qu'on les obtient en dépôt sous forme cristalline.

114. D. Qu'est-ce que l'eau mère ? quel est son usage ?

R. L'eau mère est la partie liquide dans laquelle se sont formés les cristaux ; on l'évapore et l'on obtient de nouveaux cristaux.

115. D. Que fait-on quand on veut obtenir de beaux cristaux ?

R. Il faut placer dans l'eau mère un cristal du même sel qu'elle et le retourner de temps en temps, et, par l'évaporation spontanée, l'on obtient un beau cristal.

116. D. Si le corps est insoluble dans l'eau, que fait-on pour le cristalliser ?

R. On le dissout dans l'alcool.

117. D. Quels sont les sels les plus actifs, ceux qui sont cristallisés, ou ceux qui sont effleuris?

R. Les sels effleuris sont deux fois plus actifs.

118. D. Qu'est-ce que la congélation?

R. C'est un procédé d'extraction qui consiste à faire passer un corps tenu en dissolution de l'état liquide à l'état solide au moyen d'un froid intense.

119. D. Que se passe-t-il dans la congélation?

R. Le liquide qui tient un corps en dissolution et qui est soumis à la congélation se divise en deux parties : le liquide pur congèle, tandis que l'autre partie reste liquide et contient le corps dissous (concentration du vinaigre et de l'eau mère).

120. D. Quel est le procédé que l'on emploie en pharmacie pour obtenir de la glace?

R. L'on met dans un seau en bois un mélange de 5 livres de sulfate de soude cristallisé et pulvérisé, avec 4 livres d'acide sulfurique à 36° de concentration, et l'on plonge dedans un cylindre rempli du liquide à congeler, il faut renouveler plusieurs fois le corps réfrigérant.

121. D. *Qu'est-ce que la mixtion?*

R. C'est un procédé pharmaceutique qui consiste à mêler entre elles des substances n'ayant aucune action chimique les unes sur les autres, et qui permet de retrouver les propriétés particulières à chacune d'elles.

122. D. Comment fait-on la mixtion entre des corps solides entiers ou grossièrement pulvérisés?

R. On les mêle avec la main sur un tamis.

123. D. Comment se fait la mixtion entre des corps pulvérulents?

R. On les mêle dans un mortier et on les tamise ensuite (poudres composées).

124. D. Comment fait-on la mixtion des corps solides avec les liquides?

R. Elle se fait en délayant dans un mortier le corps solide préalablement pulvérisé, et en l'incorporant avec le liquide que l'on ajoute peu à peu.

125. D. Comment se fait la mixtion des poudres minérales ou des résines que l'on veut mélanger avec de l'eau ; ou bien, si l'on a affaire à des liquides non miscibles entre eux, comment en fait-on la mixtion?

R. Au moyen d'un intermède (mucilage de gomme, jaune d'œuf).

126. D. Comment se fait la mixtion des liquides qui se mélangent entre eux ?

R. En les agitant dans une fiole.

127. D. Comment se fait la mixtion des corps solides pulvérisés avec les corps mous ?

R. Elle se fait par incorporation en agitant les corps avec une spatule ou un pilon dans un mortier (pommades, onguents).

128. D. Comment se fait la mixtion des corps solides, solubles, que l'on veut incorporer dans un véhicule (potion, gargarisme) ?

R. L'on commence par les dissoudre, et on les incorpore ensuite dans le véhicule en les agitant dans un mortier ; il en est de même pour les corps mous (extraits).

129. D. *Qu'est-ce qu'une combinaison pharmaceutique ?*

R. C'est un procédé chimique applicable à la pharmacie, pour modifier la composition des corps ou pour obtenir des médicaments nouveaux.

130. D. Quels sont les procédés chimiques que l'on emploie en pharmacie ?

R. 1º La torréfaction, 2º la calcination,
3º la carbonisation, 4º l'incinération.

131. D. Que se propose-t-on par la torréfaction
du café?

R. De développer un principe aromatique et
du tannin.

132. D. Que se propose-t-on par la calcination
du carbonate de magnésie ou de chaux?

R. De dégager l'acide carbonique.

133. D. Que se propose-t-on par la carbonisation
des matières organiques?

R. De mettre à nu le carbone (noir animal).

134. D. Que se propose-t-on par l'incinération?

R. D'obtenir les parties salines des végétaux
et des animaux.

DEUXIÈME PARTIE.

MODE D'ADMINISTRATION DES MÉDICAMENTS.

ABSORPTION. — DIVERSES MÉTHODES DE TRAITEMENT. — ART DE FORMULER. — HABITUDE ET TOLÉRANCE. — ADMINISTRATION. — ERREURS QU'IL FAUT ÉVITER DANS LA RÉDACTION DE LA FORMULE. — SUBSTANCES INCOMPATIBLES.

135. D. Qu'est-ce qu'un médicament?

R. C'est toute substance administrée pour guérir.

136. D. Comment divise-t-on les médicaments?

R. En officinaux et magistraux ; les premiers peuvent se conserver assez longtemps sans s'altérer, et se trouvent tout préparés d'avance dans l'officine du pharmacien ; les seconds, au contraire, sont susceptibles de s'altérer promptement et ne se préparent que sur l'ordonnance du médecin.

137. D. Quelles sont les conditions pour qu'un médicament soit absorbé ?

R. Il faut qu'il soit soluble.

138. D. *Quels sont les organes les plus propres à l'absorption ?*

R. Les poumons, le tissu cellulaire, les séreuses, le derme dénudé, le rectum, l'estomac, la vessie, les muqueuses.

139. D. Quelles sont les diverses méthodes d'absorption par la peau ?

R. L'absorption peut se faire à travers l'épiderme (méthode iatraleptique), ou bien par le derme dénudé (méthode endermique), ou bien au moyen d'une lancette (méthode par inoculation).

140. D. *En quoi consiste la méthode iatraleptique ?*

R. A faire des fomentations ou des frictions médicamenteuses sur la langue et sur les parties baignées de sueur et les plus vasculaires, telles que l'aisselle, la plante des pieds.

141. D. La friction est-elle préférable à la fomentation ?

R. Oui, parce qu'elle enlève des plaques d'épiderme, ce qui produit une irritation locale qui favorise l'absorption.

1.   3

142. D. Dans quel cas emploie-t-on cette méthode?

R. Quand on veut ménager les organes digestifs, ou que l'on veut agir par plusieurs voies à la fois.

143. D. Quels sont les médicaments que l'on emploie par la méthode iatraleptique?

R. Les substances mercurielles, narcotiques, aurifères et iodurées; ces deux dernières en friction sur la langue.

144. D. *En quoi consiste la méthode endermique?*

R. A enlever l'épiderme avec un vésicatoire ammoniacal, grand comme une pièce de un ou de cinq francs; l'on panse ensuite avec du cérat chargé de substances médicamenteuses (morphine, strychnine, digitaline, etc.).

145. D. L'absorption est-elle rapide par cette méthode?

R. Oui, plus rapide même que par l'estomac, puisqu'elle agit au bout de quelques minutes, tandis que par l'estomac elle n'agit qu'au bout d'une heure. C'est donc par cette méthode que l'on doit agir quand on veut avoir une action prompte et énergique contre les névralgies et les rhumatismes : acétate de mor-

phine, 2 centigrammes, que l'on appliquera sur la peau dénudée ; contre la
fièvre intermittente : sulfate de quinine,
5 centigrammes, que l'on appliquera de
la même manière.

146. D. Citez quelques exemples dans lesquels
l'on emploie à la fois la voie endermique
et la voie digestive ?

R. Le rétrécissement de l'œsophage, la colique néphrétique, le trismus, les névralgies, la superpurgation des fièvres
pernicieuses, le tétanos, les corps étrangers dans l'œsophage.

147. D. *En quoi consiste la méthode par inoculation ?*

R. A pratiquer une piqûre oblique et peu
profonde, de manière à ce qu'il n'y ait
pas de saignement qui entraîne le médicament ou le virus.

148. D. Quelles sont les substances médicamenteuses que l'on inocule ainsi ?

R. Le vaccin, ou bien une solution de morphine, etc.

149. D. *Par quelles muqueuses se fait l'absorption ?*

R. Par les muqueuses génitales, bronchiques ou des sens.

150. D. Comment se fait l'absorption par les

poumons ou les muqueuses bronchiques?

R. Au moyen de substances volatiles ou gazeuses ; si la substance est volatile (chloroforme), l'on se contente de la diriger vers les voies respiratoires. Si la substance est peu volatile, on la met quelques temps dans la main (iode), ou bien on la chauffe à 60 degrés (sauge, belladone), ou bien on la fume en cigarette (jusquiame, datura, belladone); si c'est du benjoin, on le jette sur une pelle rouge ; si c'est du goudron, on le fait chauffer dans une capsule, au milieu de l'appartement.

151. D. Dans quel cas fait-on des fumigations d'iode ?

R. Dans la phthisie à marche lente.

152. D. Comment se fait l'absorption par la bouche ?

R. Par des frictions que l'on fait avec la pulpe du doigt chargée de chlorure de mercure, pour la syphilis, et avec le chlorhydrate de morphine pour les névralgies faciales.

153. D. Quels sont les médicaments qui sont absorbés par l'estomac ?

R. Tous les médicaments solubles dans le suc gastrique.

154. D. Quels sont les moyens que l'on emploie pour faire absorber les médicaments par la muqueuse du rectum ?

R. L'on commence par faire prendre un lavement ordinaire pour vider le rectum, puis l'on fait prendre le médicament dans un quart de lavement, 150 grammes d'eau.

155. D. Le sulfate de quinine est-il plus absorbable par le rectum que par l'estomac ?

R. Non, Briquet prétend qu'il est trois fois plus absorbable par l'estomac que par le rectum.

156. D. Dans quel cas fait-on absorber le médicament par le rectum ?

R. Quand il n'est pas supporté par l'estomac ou que l'on veut agir en même temps par plusieurs voies, ainsi le camphre dans l'empoisonnement par les cantharides.

157. D. Par quelles muqueuses fait-on encore absorber les médicaments?

R. Par la membrane muqueuse des organes génito-urinaires dans les maladies syphilitiques, par la muqueuse auriculaire dans l'otite (chloroforme), par la muqueuse conjonctivale dans la maladie des yeux (belladone).

158. D. Par quelle voie élimine-t-on l'iodure de potassium ?

R. Par les urines principalement ; il en est de même des métaux et des alcaloïdes.

159. D. Quelles sont les substances qui sont éliminées par la peau ?

R. Le mercure, les matières colorantes (rhubarbe), le plomb, l'iode.

160. D. Quelles sont les substances qui sont éliminées par l'exhalation pulmonaire ?

R. Les vapeurs et les gaz, l'alcool, les essences, térébenthine, chloroforme, l'acide sulfhydrique, ce qui explique pourquoi il n'empoisonne pas par l'estomac.

161. D. Quelles sont les substances qui sont éliminées par le lait ?

R. La rhubarbe, le sulfate de quinine, l'iode, le mercure, ce qui permet de traiter les enfants au moyen du lait des nourrices et des animaux.

162. D. Quelles sont les substances qui sont éliminées par la salive ?

R. Le chlorate de potasse, le mercure,

l'iode; c'est pour cela que ces médicaments agissent sur la muqueuse gengivale.

163. D. Quelles sont les substances qui sont éliminées par la bile ?

R. Les alcalis.

164. D. Au bout de combien de temps le sulfate de quinine est-il éliminé ?

R. Au bout de six jours l'on ne trouve plus de trace de sulfate de quinine dans les urines.

165. D. Au bout de combien de temps l'iode est-il éliminé ?

R. Après quatorze jours l'on ne trouve plus d'iode dans les urines.

166. D. Cela prouve-t-il qu'il n'y a plus de poison dans l'économie ?

R. Non, mais qu'il n'est plus appréciable.

167. D. *Quelle est la formule composée qui est la plus simple ?*

R. Celle qui ne contient que trois substances : 1° la base, 2° l'excipient, 3° le correctif ; exemple : potion calmante. — Extrait d'opium, eau de laitue, sirop de fleurs d'oranger.

168. D. Qu'est-ce que la base ?

R. C'est le médicament principal de la formule ; dans l'exemple précédent, c'est l'extrait d'opium ; il doit être écrit en premier lieu.

169. D. Qu'est-ce que l'excipient?

R. C'est la substance qui donne à la préparation sa forme de consistance particulière ; dans l'exemple ci-dessus, c'est l'eau de laitue, elle doit être écrite en second lieu.

170. D. Qu'est-ce que le correctif?

R. C'est la substance employée pour masquer la saveur ou l'odeur de la base ; dans l'exemple ci-dessus, c'est le sirop de fleurs d'oranger ; il doit être écrit en troisième lieu.

171. D. Qu'est-ce que l'adjuvant ?

R. L'adjuvant, comme son nom l'indique, vient en aide à la base, il en augmente l'action et sert même à la développer dans certains cas ; c'est ainsi que l'on associe l'iode au mercure, l'ipéca au tartre stibié.

172. D. Qu'est-ce l'intermède? à quoi sert-il?

R. L'intermède a pour but de réunir des substances non miscibles entre elles, ou non miscibles avec l'excipient; à sa faveur on les suspend ou on opère la mixtion ; le jaune d'œuf et le mucilage de gomme sont les intermèdes le plus en usage pour les matières résineuses, huileuses, oléo-résineuses, que l'on veut mélanger avec les liquides aqueux.

173. D. Quelles sont les matières qui servent d'excipient ?

R. L'eau pour les tisanes, la poudre de réglisse, celle de guimauve, le savon médicinal, les extraits, le jaune d'œuf, le mucilage pour les pilules.

174. D. Quelles sont les parties constituantes de la formule ?

R. 1° L'inscription ou l'indication des noms des substances qui doivent en faire partie et leur dose ; 2° la souscription, ou ce qui est relatif à la préparation et à la confection du médicament (l'inscription et la souscription regardent le pharmacien) ; 3° l'instruction, ou ce qui concerne le mode d'administration du médicament (ceci regarde le malade ou la garde).

175. D. Donner un exemple d'inscription (potion balsamique) ?

R. Oléo-résine de copahu....... 30 gr., base.
Jaune d'œuf............... n° 1, intermède.

Sirop de baume de tolu...... 30 gr., adjuvant.
Eau distillée............... 60 gr., excipient.
Eau distillée d'hysope....... 25 gr., correctif.

176. **D.** Exemple de *souscription* de la formule précédente ?

R. Émulsionnez dans un mortier le copahu avec le jaune d'œuf, ajoutez peu à peu le sirop, puis les eaux distillées, ou bien : f. s. a. (faites selon l'art une potion).

177. **D.** Exemple d'*instruction* de la formule précédente ?

R. Prendre deux cuillerées à bouche de cette potion, en ayant le soin de bien agiter la fiole avant de s'en servir ; prendre, après chaque cuillerée, un demi-verre d'eau sucrée.

178. **D.** Dans quel ordre l'inscription des substances doit-elle avoir lieu ?

R. Il faut suivre l'ordre que le pharmacien doit suivre, base, excipient, correctif, et mettre en dernier lieu les substances volatiles, l'éther, par exemple, ainsi que les substances indéterminées.

179. **D.** Par quoi termine-t-on la formule?

R. Par l'hygiène ou régime du malade, pendant le traitement. Ainsi, si l'on ordonne le calomel, l'on prescrit de ne pa manger de sel pendant le traitement ; ensuite, pour donner l'authenticité, l'on signe et l'on date la formule.

180. D. Que doit-on mettre en tête de la for-mule ?

R. M. Trousseau veut qu'au lieu de PR, qui signifie prenez, l'on mette l'indica-tion de la forme pharmaceutique et son espèce, exemple (tisane diurétique), ou (potion antispasmodique).

181. D. En quelle langue doit-on écrire la for-mule ?

R. En langue vulgaire ou en latin, et quand un corps a plusieurs dénominations, il faut employer les plus connues dans le pays où l'on exerce ; exemple : kermès minéral, au lieu d'oxysulfure d'anti-moine.

182. D. Dans quel cas doit-on faire exception à cette règle ?

R. Quand on veut dissimuler au malade la substance qui lui répugnerait ; exemple : belladone, opium, arsenic, mercure. C'est ainsi que l'on dit de l'onguent na-politain, au lieu d'onguent mercuriel ; cigarettes de diascoride, au lieu de ciga-rettes arsenicales ; ou bien quand les

noms des médicaments pourraient mettre sur la voie d'une maladie que le malade a intérêt à dissimuler aux étrangers
(pilules hydrargyriques).

183. D. Comment doit-on indiquer la dose?

R. On doit l'indiquer en poids et non en
volume, l'espèce de poids doit s'écrire
sans abréviation et en toutes lettres.
Ainsi l'on écrira 5 milligrammes, 5
grammes, et non 5 gr., parce que l'on
pourrait croire que ce sont des grains.

184. D. Que fait-on quand deux ou plusieurs
substances se suivent immédiatement et
sont employées aux mêmes doses ?

R. On les réunit par une accolade et on les
fait suivre de l'abréviation $\overline{aa}$ ou $\overline{ana}$,
qui signifie de chacun, puis l'on met la
dose, exemple :

Sirop d'éther................ $\left.\begin{array}{l} \\ \end{array}\right\}$ $\overline{aa}$ 20 gr.
Sirop de fleurs d'oranger......

185. D. Que fait-on quand on ne sait pas la
quantité de substance et qu'on veut la
laisser à l'appréciation du pharmacien ?

R. L'on met au bas de l'inscription : q. s.
(quantité suffisante), exemple :

Extrait alcoolique de noix vomique..... 1 gr.
Excipient........................... q. s.
Pour faire 20 pilules.

186. D. Comment indique-t-on le nombre de jaunes d'œufs ou de pilules ?

R. Jaunes d'œufs n° 1, n° 2, pilules n° 4, n° 5.

187. D. Quel est l'équivalent d'une cuillerée à café d'eau en poids?

R. La cuillerée à café d'eau équivaut à 5 grammes.

188. D. Quel est l'équivalent d'une cuillerée à bouche ?

R. La cuillerée à bouche vaut 20 grammes, donc 4 cuillerées à café.

189. D. Combien y a-t-il de cuillerées à bouche dans la verrée ?

R. 8 cuillerées à bouche, donc la verrée équivaut à 160 grammes.

190. D. A quoi équivaut en grammes une pincée de feuilles ou de fleurs ?

R. A 5 grammes.

191. D. A quoi équivaut une poignée de feuilles ou de fleurs?

R. A 40 grammes ; il y a donc 8 pincées dans une poignée.

192. D. A quelle dose sont employés tous les sirops à principes actifs.

R. A la dose de 30 grammes, et les sirops simples à toutes doses.

193. D. Dans quel cas fait-on une souscription ?

R. Quand on a besoin d'expliquer au pharmacien le mode particulier de la préparation. C'est ainsi que le lichen, qui est amer par une simple infusion, devient émollient et adoucissant par une décoction prolongée ; le colombo est plus amer par infusion que par décoction ; le quinquina doit être traité par décoction ; la serpentaire par infusion, pour qu'on puisse obtenir le principe médicamenteux désiré.

194. D. Les médicaments sont-ils administrés indifféremment sous une forme ou sous une autre ?

R. Non, la forme doit varier avec les propriétés organoleptiques des substances médicamenteuses ; ainsi l'on doit mettre sous forme de pilules les médicaments âcres (aloès, huile de croton), et donner en lavement l'assa fœtida. Il y a des malades qui préfèrent la forme liquide

à la forme solide ; il faudra leur administrer dans ce cas les médicaments sous
forme de potions ou de boissons plutôt
que sous forme pilulaire.

195. D. La dose est-elle la même pour les enfants que pour les adultes ?

R. Non, elle varie suivant l'âge, le sexe, le
tempérament, l'habitude, le climat, la
tolérance. Ainsi, à un enfant d'un an
l'on donnera la 12ᵉ partie de la dose
d'un adulte ; 60 centigrammes de calomel à un adulte, 5 centigrammes à un
enfant d'un an. A 7 ans, l'on donnera le
tiers ; à 14 ans, la moitié du médicament que l'on donnerait à un adulte.

196. D. Quelle est la dose des médicaments pour
les femmes ?

R. Les 2/3 de la dose de l'homme.

197. D. Quels sont les médicaments que suppor-
tent le mieux les lymphatiques ?

R. Ce sont les toniques et les excitants.

198. D. Quels sont les médicaments que suppor-
tent le mieux les tempéraments nerveux ?

R. Ce sont les narcotiques.

199. D. Quels sont les médicaments que sup-
portent le moins bien les sanguins ?

R. Ce sont les narcotiques et les excitants.

200. D. Quelles sont les maladies dans lesquelles on peut supporter une très-haute dose d'opium ?

R. Dans la syphilis, il faut arriver à 2 et 3 grammes pour opérer les engorgements ; il en est de même dans la scrofule.

201. D. L'habitude ne modifie-t-elle pas aussi les doses ?

R. Oui. C'est ainsi que l'on donne 20 gouttes de laudanum, au bout de 8 jours 40 gouttes, et au bout d'un an 20 grammes.

202. D. Quels sont les médicaments auxquels on s'habitue le plus vite ?

R. Aux narcotiques, aux antispasmodiques et aux purgatifs.

203. D. Que fait-on quand on est habitué à se purger avec un médicament et qu'il n'a plus d'action ?

R. Il faut augmenter la dose ou mieux administrer un autre purgatif ou l'associer au premier.

204. D. Que fait-on quand l'extrait gommeux d'opium n'agit plus à haute dose ?

R. On le remplace par 20 gouttes de laudanum ou par un centigramme de morphine et l'on obtient un effet très-prononcé.

205. D. *Quelle différence y a-t-il entre l'habitude et la tolérance ?*

R. On s'habitue à un médicament, par exemple à un purgatif ; on tolère un poison, arsenic, émétique, digitale, c'est-à-dire qu'il ne produit plus d'effet toxique.

206. D. Donner un exemple de tolérance d'un poison ?

R. 2 grammes d'émétique tuent ; mais, dans la pneumonie, Rasori donnait jusqu'à 8 grammes sans nausées ni vomissements ; au bout de quelques jours, cette tolérance cesse.

207. D. Les climats font-ils varier la dose des médicaments ?

R. Oui. Ainsi en Italie et dans les pays chauds l'on tolère mieux les médicaments contro-stimulants ; exemple : émétique.

208. D. Les médicaments à petite dose ou à haute dose agissent-ils de la même manière ?

R. Non. C'est ainsi que le calomel, à la dose

de 2 ou 3 décigrammes en un jour, produit la salivation, tandis qu'à haute dose il est purgatif.

209. D. Les médicaments administrés à doses fractionnées agissent-ils de la même manière que pris en une seule fois ?

R. Non. Ainsi, si l'on administre le sulfate de quinine à la dose de 2 grammes en 2 prises par jour, dans le rhumatisme articulaire, la fièvre reparaît dans les intervalles ; que si, au contraire, on le donne à doses plus faibles, mais fractionnées par exemple en 8 paquets, l'action sédative se continue, le pouls reste abaissé et l'on triomphe de la maladie.

210. D. Pourquoi le sulfate de quinine agit-il mieux dans ce cas ?

R. C'est parce que le sulfate de quinine passe rapidement par les urines ; une demi-heure après l'ingestion du médicament l'économie ne tarde pas à en être débarrassée ; pour la maintenir saturée, il faut à de courts intervalles renouveler la provision.

211. D. *Comment doit-on administrer les médicaments ?*

R. Le meilleur mode c'est de les prescrire

à doses fractionnées en ayant soin de rapprocher les prises. (Trousseau.)

212. D. Quels sont les médicaments que l'on doit administrer à doses fractionnées ?

R. 1º Ceux qui devant passer par la circulation et donnés à haute dose révolteraient l'estomac ou les intestins ; 2º ceux qui, donnés à haute dose, produiraient des effets toxiques ; 3º les médicaments qui, pour être efficaces, doivent avoir une action longtemps prolongée.

213. D. L'heure est-elle indifférente pour faire prendre les médicaments ?

R. Non ; les purgatifs seront pris le soir très-tard ou le matin de bonne heure ; il en est de même des altérants.

214. D. A quel moment doit-on prendre les diurétiques ?

R. Le jour, parce que la chaleur du lit la nuit pourrait les changer en sudorifiques.

215. D. A quel moment doit-on prendre les calmants?

R. Le soir, dans le but de favoriser le sommeil.

216. D. A quel moment doit-on prendre les pilules purgatives ?

R. En mangeant, dans la première cuillerée de potage.

217. D. En est-il de même des pilules arsenicales et de celles au nitrate d'argent ?

R. Oui, parce qu'elles pourraient avoir une
action dangereuse pour l'estomac prises
à jeun, tandis que, prises en mangeant,
leur action dangereuse se trouve neu-
tralisée par les aliments.

218. D. *Quelles sont les erreurs qu'il faut éviter
dans la rédaction d'une formule ?*

R. Deux sortes d'erreurs à éviter : une erreur
de forme et une erreur de dose.

219. D. En quoi consiste l'erreur de forme ?

R. A mêler ensemble des substances non
miscibles ; par exemple, ordonner de
mêler ensemble du camphre et du copahu
pour faire des pilules, ou bien ordonner
de mêler ensemble de l'huile de ricin
avec de l'eau pour faire une potion, sans
se servir d'intermède.

220. D. Quels sont les intermèdes dont il faut se
servir dans ces deux cas ?

R. Pour faire des pilules avec du camphre
et du copahu, il faut se servir de la
magnésie comme intermède, et pour
faire une potion avec de l'huile de ricin

et de l'eau il faut se servir du jaune d'œuf comme intermède pour produire l'émulsion.

221. D. Pourquoi ne peut-on pas faire de pilules avec le camphre et le copahu ?

R. Parce que le camphre liquéfie le copahu au lieu de le solidifier.

222. D. Peut-on prescrire du calomel dans un véhicule aqueux sans intermède ?

R. Non, parce qu'il est insoluble dans l'eau et très-lourd ; il tomberait au fond du vase, ce qui le rendrait très-difficile à prendre ; il faut, pour le suspendre dans l'eau, ajouter un mucilage de gomme, un jaune d'œuf ou de l'albumine comme intermèdes.

223. D. Lorsque l'on prescrit des huiles essentielles d'amandes amères, de moutarde, peut-on y ajouter de l'alcool ou des acides énergiques ?

R. Non, parce que l'alcool et les acides empêcheraient la fermentation.

224. D. Peut-on chauffer les huiles essentielles jusqu'à 75 degrés ?

R. Non, car elles ne prennent naissance qu'en vertu d'une fermentation, et au delà de 75 degrés la fermentation ne peut plus avoir lieu.

225. D. Quelle est la conclusion à tirer de là ?

R. C'est qu'il ne faut jamais placer les médicaments dans des conditions telles qu'ils ne puissent pas développer leurs principes actifs.

226. D. Peut-on ajouter de l'acide nitrique dans une préparation mercurielle pilulaire ?

R. Non, parce qu'il se formerait du nitrate acide de mercure qui pourrait tuer le malade.

227. D. *Qu'appelle-t-on substances incompatibles ?*

R. Ce sont des substances qui se détruisent réciproquement quand elles sont en présence : aussi faut-il éviter les incompatibilités, car elles annulent l'action des médicaments.

228. D. Peut-on mettre dans une formule de l'acide sulfurique, azotique, chlorhydrique en présence d'un sel dont l'acide est faible, tel que l'acide iodhydrique, carbonique, cyanhydrique, sulfhydrique ?

R. Non, car le sel serait décomposé par l'acide fort.

229. D. Peut-on mettre en présence des alcalis
avec des bases métalliques ?

R. Non. Les alcalis (potasse, soude) déplacent toutes les bases métalliques de leurs
sels, il en est de même pour les alcaloïdes ; ainsi l'on ne pourrait ordonner
du chlorate de potasse et du sulfate de
morphine.

230. D. Qu'arrive-t-il si l'on met en présence
deux sels solubles et qu'ils puissent former un sel insoluble ?

R. Il y a double décomposition et la forma-
tion d'un sel insoluble.

231. D. Donner un exemple de deux sels solubles
donnant naissance à un sel insoluble ?

R. L'acétate de plomb et l'iodure de potassium sont deux sels solubles donnant
naissance à l'iodure de plomb insoluble.

232. D. Quels sont les sels solubles dans l'eau ?

R. Tous les azotates, les acétates et les
chlorates (Chimie n° 210 et suivants).

233. D. Tous les sulfates sont-ils solubles ?

R. Oui, excepté ceux de plomb, de baryte,
de mercure, d'antimoine, de bismuth et
d'étain ; de ces 6 sulfates les 3 premiers
sont seuls importants en médecine (Chimie n° 211).

234. D. Quels sont les sels à base de potasse de soude et d'ammoniaque solubles dans l'eau ?

R. Les sulfates, carbonates, phosphates, arséniates, iodates, arsénites, borates, et tous les sulfures alcalins.

235. D. Quels sont les sels que le tannin précipite ?

R. Tous les sels métalliques, la gélatine et tous les sels alcaloïdiques (sulfate de morphine, sulfate de quinine).

236. D. Dans un purgatif, pourrait-on associer ensemble du sulfate de soude et du chlorure de baryum ?

R. Non, car l'action du sulfate de soude serait détruite, et il se formerait à la place un sulfate de baryte insoluble et un chlorure de sodium soluble.

237. D. Peut-on mettre en présence un sel dont l'acide est gazeux avec un acide fixe ?

R. Non, le sel est décomposé et l'acide gazeux est mis en liberté ; il en est de même si l'acide du sel a moins d'affinité pour la base que l'acide fixe.

238. D. Peut-on mettre en présence des acides et des oxydes ?

R. Non, parce qu'ils se saturent réciproquement et qu'ils donnent lieu à un nouveau composé, et que leur effet est annulé (3ᵉ examen, Chimie nᵒ 232 et suivants.)

239. D. Peut-on mettre en présence la potasse et la soude avec les sels des 5 dernières sections ?

R. Non, parce que ces sels seraient décomposés.

240. D. Peut-on associer dans une formule l'émétique avec une décoction amère ou astringente ?

R. Non, parce que l'émétique serait décomposé et perdrait ses propriétés.

241. D. Peut-on associer le quinquina avec les préparations ferrugineuses ?

R. Oui.

242. D. Tous les chlorures sont-ils solubles ?

R. Oui, excepté ceux de plomb, d'argent et de mercure.

243. D. Quels sont les sels à base de potasse, de soude et d'ammoniaque qui sont insolubles ?

R. Les silicates et les antimoniates ; tous les autres sont solubles.

244. D. Dans quel cas les sels de silicate et

d'antimoniate, de potasse, de soude et d'ammoniaque sont-ils solubles ?

R. Quand il y a excès d'alcali.

245. D. Peut-on mélanger ensemble de l'albumine, de la caséine avec des acides ?

R. Non, car l'on obtiendrait une coagulation.

246. D. Quels sont les sulfates insolubles dans l'eau ?

R. Les sulfates de baryte, d'étain, de plomb, de bismuth, de mercure et d'antimoine.

247. D. Quels sont les carbonates insolubles dans l'eau ?

R. Tous les carbonates, excepté ceux de potasse, de soude et d'ammoniaque (Chimie n° 212).

248. D. Quels sont les phosphates, les borates et les sulfures insolubles dans l'eau ?

R. Ceux des 5 dernières sections ; les autres sont solubles.

249. D. Peut-on associer dans un looch du calomel avec une émulsion d'amandes amères ou d'eau distillée de laurier-cerise ?

R. Non, car le protochlorure ou calomel

serait changé en cyanure de mercure qui est un poison très-énergique.

250. D. Pourquoi cela?

R. Parce que l'eau distillée de laurier-cerise et d'amandes amères renferme de l'acide cyanhydrique.

251. D. Peut-on associer les préparations mer-curielles (calomel) avec des chlorures.

R. Non, car il pourrait se former du bichlo-rure de mercure (sublimé corrosif) mortel.

252. D. Peut-on mettre les substances acides indifféremment dans des vases de plomb, de cuivre ou de marbre?

R. Non, il ne faut employer dans ce cas que des vases de verre ou de porce-laine.

253. D. Quelles sont les substances incompa-tibles avec le calomel ou protochlorure de mercure?

R. Les acides, qui le convertiraient en su-blimé corrosif; les alcalis, qui le décom-poseraient; le sel commun, qui le ferait passer à l'état de bichlorure; le cuivre, le fer, le plomb, la chaux, qui le détrui-raient; les sulfures d'antimoine, de po-tasse, qui le décomposeraient; le looch, l'eau distillée de laurier-cerise et d'amandes amères, parce qu'ils renferment de l'acide cyanhydrique et qu'ils formeraient un bicyanure de mercure et un bichlorure mortels.

254. D. Quelles sont les substances avec lesquelles la digitale est incompatible ?

R. Les sels de fer, de plomb, d'argent, parce qu'ils précipitent l'infusion de digitale ?

255. D. Quelles sont les substances avec lesquelles l'émétique est incompatible ?

R. Les acides concentrés, l'acide gallique, les oxydes métalliques des 2 premières sections, le tannin.

256. D. Quelles sont les substances avec lesquelles l'ipécacuana est incompatible ?

R. Les acides végétaux et les astringents qui modifient son action.

257. D. Quelles sont les substances avec lesquelles le kermès est incompatible ?

R. Avec les acides, les sulfures et les chlorures solubles.

258. D. Quelles sont les substances avec lesquelles l'opium est incompatible ?

R. Les alcalis, la potasse, la soude, le plomb, le fer, le cuivre, le mercure, le tannin, parce qu'ils précipitent l'opium.

259. D. Quelles sont les substances avec lesquelles le sulfate de magnésie est incompatible ?

R. Avec l'acétate de plomb, le nitrate d'argent et les oxydes métalliques de la 2ᵉ section.

260. D. Avec quelles substances le sulfate de morphine est-il incompatible ?

R. Avec presque tous les oxydes métalliques et les alcalis.

261. D. Avec quelles substances le quinquina est-il incompatible ?

R. Avec les acides concentrés et les alcalis.

262. D. Comment fait-on pour empêcher la décomposition spontanée des médicaments ?

R. C'est en ajoutant dans la formule des aromates ou des huiles essentielles, et du sucre pour les onguents qui les empêchera de rancir.

263. D. Citer des médicaments doués de propriétés différentes quand ils sont séparés et qui, par leur simple union, produisent sur l'économie un effet différent ?

R. Si l'on mélange ensemble de l'ipécacuana et de l'opium, l'on obtient un diaphorétique très-puissant: or l'ipéca et l'opium pris séparément ne sont nullement diaphorétiques; les électuaires (thériaque, diascordium) sont dans le même cas.

264. D. Citer des substances douées de propriétés différentes quand elles sont séparées et qui, unies, combinées chimiquement, donnent lieu à un médicament qui produit un effet différent?

R. L'acide sulfurique et la potasse, qui séparément agissent l'un comme caustique et l'autre comme irritant, quand ils sont combinés produisent le sulfate de potasse qui est un purgatif très-doux.

265. D. Donner un exemple de substances qui donnent naissance à de nouveaux composés et qui mettent à nu les principes actifs de l'un des composants ?

R. Telle est la potion de Rivière. Cette potion est anti-émétique, elle se prépare en mélangeant du citron avec du bicarbonate de potasse; il se forme un citrate de potasse, l'acide carbonique se dégage et c'est lui qui agit comme antiémétique.

266. D. Quand on veut masquer l'amertume du

sulfate de magnésie ou du sulfate de quinine, que fait-on ?

R. On les fait prendre dans du café ou du tannin, ou bien avec du charbon animal lavé.

267. D. Dans quel cas combine-t-on dans une formule les toniques avec les purgatifs ?

R. Dans l'hydropisie et l'aménorrhée.

268. D. Dans quel cas combine-t-on les purgatifs et les antispasmodiques ?

R. Dans la colique des peintres et les coliques spasmodiques.

269. D. Dans quel cas combine-t-on plusieurs purgatifs ensemble ?

R. Pour que les uns activent le mouvement péristaltique (laxatifs, huiles de ricin), d'autres pour activer l'exhalation intestinale (cathartiques, magnésie, sulfate de magnésie), et enfin d'autres agissent en particulier sur le gros intestin (drastiques, aloès) ; l'on peut donc combiner ensemble les cathartiques, les drastiques et les laxatifs.

270. D. Comment corrige-t-on l'action trop irritante d'un médicament, par exemple du séné qui donne de violentes coliques ?

R. En l'associant à l'anis ou à la coriandre.

271. D. Comment corrige-t-on l'action des drastiques ?

R. En les associant avec du savon médicinal ou un sel alcalin.

272. D. Comment corrige-t-on l'action du bichlorure de mercure ?

R. En l'associant à du gluten, de la caséine, de l'albumine, à de l'opium ou à une décoction de gaïac.

273. D. Comment garantit-on l'estomac de l'action émétique des antimoniaux ?

R. Avec l'opium qui empêche l'action des vomitifs.

274. D. Comment augmente-t-on l'action d'un médicament ?

R. En réunissant diverses préparations de la même substance ; ainsi l'on peut réunir ensemble de la poudre, de l'extrait, de la teinture de quinquina, et l'on aura augmenté beaucoup son action.

275. D. Y a-t-il encore un autre moyen d'augmenter l'action d'un médicament ?

R. Oui, en combinant des médicaments de même genre, émétique et ipécacuana, ou bien manne et séné, on augmente beaucoup leur action.

276. D. Cette règle est-elle générale pour tous
les médicaments ?

R. Oui, elle s'applique aux toniques, cathartiques, diurétiques, narcotiques, antispasmodiques et astringents, etc.

277. D. Ne peut-on pas, en combinant des médicaments de genres différents, augmenter l'activité de l'estomac ou de tout
autre organe et rendre son efficacité
plus grande ?

R. Oui.

278. D. Donnez des exemples ?

R. Si l'on associe l'opium avec le mercure,
l'on rend le mercure bien plus actif ; il
en est de même si l'on associe l'opium
à l'antimoine, l'on augmente les propriétés sudorifiques de l'antimoine.

279. D. Que fait-on quand on veut augmenter
les propriétés du jalap ?

R. On l'associe à l'ipéca.

280. D. Que fait-on pour augmenter les propriétés purgatives de la rhubarbe et des
purgatifs ?

R. L'on associe la rhubarbe ou le purgatif
à un tonique (colombo), bien que ce
dernier n'ait aucune propriété purga-
tive, mais tous les toniques amers,

d'une manière générale, favorisent l'action des purgatifs.

281. **D.** La déplétion du système vasculaire a-t-elle une action sur l'absorption des médicaments ?

R. Oui. C'est ainsi que la saignée favorise l'action des purgatifs, des émétiques, du mercure et que les purgatifs favorisent l'action des diurétiques et des altérants. — Dans l'état pléthorique, les médicaments agissent peu.

282. **D.** Peut-on se servir indifféremment de médicaments anciennement ou nouvellement préparés ?

R. Non, les extraits perdent rapidement de leurs propriétés ; aussi, quand on veut avoir des médicaments actifs, faut-il les prendre récemment préparés.

283. **D.** Quels sont les médicaments qui subissent une altération rapide ?

R. Le cyanure de potassium qui lorsqu'il est pur est un poison très-violent à la dose de 15 centigrammes, avec le temps se change en cyanate de potasse qui est inerte ; il en est de même de l'eau distillée d'amandes amères et de celle de

laurier-cerise qui s'altèrent rapidement.

284. D. Qu'est-ce qui s'altère dans ce cas ?

R. C'est l'huile essentielle qui se transforme
en acide benzoïque ?

285. D. Est-il indifférent de prescrire du sirop
d'opium ou du sirop de pavot?

R. Non, parce que l'on peut doser sûre-
ment le principe actif du sirop d'opium
et non du sirop de pavot.

286. D. Est-il indifférent de prescrire de la
strychnine plutôt que la fève de Saint-
Ignace?

R. Non, parce qu'on peut doser facilement
le sulfate de strychnine, tandis qu'on
ne peut doser facilement le principe actif de la fève de Saint-Ignace.

287. D. Parmi les substances solubles, quelles
sont celles que l'on doit employer de
préférence pour produire des effets généraux?

R. Ce sont les substances salines.

288. D. Qu'appelle-t-on mutation des médicaments ?

R. Ce sont les changements qu'éprouvent
les médicaments dans l'économie.

289. D. Combien les médicaments ont-ils d'actions?

R. Deux : une action locale et une action dynamique ou générale.

290. D. Que faut-il pour que le médicament agisse dynamiquement ?

R. Il faut qu'il soit absorbé et transporté dans le torrent circulatoire.

291. D. Quelles sont les substances qui sont absorbées immédiatement sans subir de modifications?

R. Les alcalis minéraux, les alcaloïdes, les acides végétaux, tous les sels alcalins.

292. D. Quelles sont les substances qui ne peuvent être absorbées qu'après transformation ?

R. Ce sont les substances insolubles dans l'eau et les dissolutions. Ces substances doivent être précipitées par les réactifs des humeurs pour devenir solubles et absorbables.

293. D. Quels sont les réactifs des humeurs qui opèrent cette transformation ?

R. Les acides lactique, chlorhydrique, de l'estomac, les alcalis de l'intestin grêle et de la sérosité du sang, les chlorures alcalins qui sont répandus partout, enfin

les corps neutres azotés (ptyaline, pep-
sine, pancréatine).

294. D. Quels sont les corps solubles dans les
acides ?

R. Tous les métaux, les oxydes métalliques
et les alcalis végétaux.

295. D. Comment les métaux s'unissent-ils aux
acides ?

R. Ils décomposent l'eau, s'emparent de
son oxygène et s'unissent à l'acide chlorhydrique ou lactique de l'estomac, il y
a dégagement d'hydrogène mis à nu et
éructation nidoreuse.

296. D. Comment les oxydes métalliques s'unissent-ils aux acides lactique et chlorhydrique ?

R. Directement.

297. D. Quels sont les corps solubles dans les
alcalis ?

R. Tous les acides et les corps qui s'en
rapprochent, le soufre, l'iode, le phosphore.

298. D. Les matières grasses sont-elles saponifiées ou émulsionnées par les alcalis de
la bile et du suc pancréatique ?

R. Elles sont saponifiées par la bile et le
suc pancréatique.

299. D. Quelles sont les substances solubles dans les chlorures alcalins de l'économie ?

R. Les oxydes et les sels d'or, d'argent, de plomb, de mercure.

300. D. Que conseille Miahle pour rendre solubles les substances insolubles?

R. Il conseille de les associer à leurs dissolvants spéciaux; exemple : le fer à l'acide lactique ?

301. D. Doit-on faire prendre beaucoup d'eau quand on veut faire absorber un corps soluble par les acides de l'économie ?

R. Non, l'on doit faire prendre le moins d'eau possible pour ne pas diluer le suc gastrique et afin que la substance ne passe pas trop rapidement à travers le pylore.

302. D. Quand doit-on donner un médicament à petites doses et à courts intervalles ?

R. Quand il a besoin, pour être absorbé, d'avoir recours à un acide, à un alcali ou à un chlorure de l'organisme.

303. D. Est-ce utile d'administrer les médicaments pendant le repas?

R. Oui, parce qu'ils sont supportés bien plus facilement par l'estomac le plus rebelle ?

304. **D.** Que fait-on pour favoriser l'absorption des médicaments dont la dissolution ne peut avoir lieu qu'avec les alcalis ?

R. Il faut faire prendre des boissons alcalines à petites doses.

305. **D.** Qu'appelle-t-on médicament cholagogue ?

R. C'est un médicament qui provoque la bile: c'est ainsi que l'on associe le sulfate de magnésie à l'ipéca.

306. **D.** Quels sont les médicaments qui empêchent la coagulation du sang?

R. Le chlorure de sodium, le sulfate de soude et le sucre.

307. **D.** Quelles sont les substances qui passent dans les urines sans altérations ?

R. Les principes colorants : rhubarbe, indigo, garance, gomme-gutte, huiles volatiles, essence de térébenthine, de safran, de valériane, asperges, les carbonates, azotates de potasse et de soude, chlorure de calcium.

308. **D.** Quelles sont les substances qui passent dans les urines à l'état de combinaison?

R. Acides sulfurique, sulfhydrique, gal-

lique, benzoïque, soufre, phosphore,
iode.

309. D. Quelles sont les substances qui passent
décomposées dans les urines ?

R. Les sels alcalins à acides végétaux qui
sont transformés en carbonate, les sulfures alcalins à l'état de sulfate.

310. D. Le lactate de fer passe-t-il dans les
urines ?

R. Non. Miahle prétend qu'il sert à faire
les globules sanguins.

311. D. Quand les médicaments solubles s'accu-
mulent, leur action s'accumule-t-elle en
même temps ?

R. Oui, si les intervalles sont assez courts
pour que l'effet de la première dose
dure encore, l'effet de la seconde dose
s'ajoute à celui de la première.

312. D. Si l'on a affaire à un médicament insoluble, cela se passera-t-il de la même
manière, l'accumulation dans ce cas peut-
elle être dangereuse ?

R. Oui, car ce médicament insoluble attend
une transformation pour pouvoir agir.
Tant que les conditions ne sont pas favo-
rables, il n'agira pas et sa dissolution
ne pourra pas avoir lieu, il s'accumulera

donc dans les premières voies sans produire d'effet ; mais plus tard, quand l'occasion se présentera qu'il pourra être dissous et absorbé tout à la fois, il peut donner lieu à des accidents toxiques.

313. D. Comment peut-on prévenir ces accidents ?

R. En donnant les médicaments insolubles à doses fractionnées, et en les associant, comme le veut Miahle, à une certaine dose de leurs dissolvants spéciaux.

314. D. Doit-on donner la même dose de médicament à un homme petit qu'à un homme très-grand ?

R. Non, la masse du sang d'un homme très-grand étant plus considérable, il faut lui donner une dose plus forte pour qu'elle ne soit pas trop diluée dans le sang.

315. D. Pourquoi donne-t-on des doses moins fortes aux enfants et aux femmes ?

R. C'est parce qu'ils sont plus irritables et que le système nerveux prédomine chez eux.

316. D. Les enfants ont-ils plus de chlorures salins que les grandes personnes ?

R. Non, ils en ont moins, parce qu'ils ont une alimentation moins salée.

317. D. La diète est-elle plus favorable à l'action des médicaments qu'une nourriture trop abondante?

R. Oui, c'est ainsi que les matières grasses empêchent l'absorption des médicaments. Les boissons prises en grande quantité agissent de même; au contraire, la diète, la saignée, tout ce qui diminue la masse du sang favorise l'absorption.

318. D. Comment les matières grasses peuvent-elles empêcher l'absorption des médicaments qui ont besoin d'alcalis pour être absorbés?

R. Parce qu'elles rendent neutre ou acide le suc gastrique et intestinal; ensuite, parce qu'elles invisquent la membrane muqueuse de l'intestin et de l'estomac et empêchent l'absorption.

TROISIÈME PARTIE.

PRÉPARATIONS MAGISTRALES ET OFFICINALES

PAR ORDRE ALPHABÉTIQUE

AVEC FORMULES.

319. D. Comment divise-t-on les médicaments ?

R. En magistraux et officinaux.

320. D. Qu'appelle-t-on médicaments officinaux ?

R. Ce sont des médicaments que l'on trouve tout préparés chez le pharmacien et qui sont peu susceptibles de s'altérer avec le temps.

321. D. Donner des exemples de médicaments officinaux ?

R. Pastilles, poudres, teintures, sirops, vins, eaux distillées.

322. D. Qu'appelle-t-on médicaments magis-traux ?

R. Ce sont des médicaments que l'on ne

prépare que sur ordonnance ; ces médicaments sont susceptibles de s'altérer rapidement.

323. D. Donner des exemples de médicaments magistraux ?

R. Potions, tisanes, opiats, pilules, juleps, mixtures, liniments, cataplasmes, gargarismes.

324. D. **Qu'est-ce qu'une affusion ?**

R. C'est une forme d'application médicamenteuse, consistant à verser de l'eau simple, chaude ou froide, médicamenteuse ou non, sur les parties malades ; elle diffère de la douche en ce que celle-ci est versée d'un lieu plus élevé et sous un volume et une force de projection plus considérables.

325. D. Prescrire une affusion ?

R. Décoction de guimauve............ 1,000 gr.
En verser pendant 10 minutes sur la partie malade.

326. D. **Qu'est-ce qu'un alcoolat ?**

R. C'est une préparation officinale liquide, provenant de la distillation de l'alcool sur une ou plusieurs substances médicamenteuses (la terminaison (at) veut dire par distillation).

327. D. Comment divise-t-on les alcoolats ?

R. En alcoolats simples et en alcoolats composés.

328. D. Quels sont les principaux alcoolats composés ?

R. L'eau de mélisse des Carmes, l'élixir de Garus, l'eau vulnéraire spiritueuse, l'eau de Cologne, etc.

329. D. Quels sont les principaux alcoolats simples ?

R. Les alcoolats de mélisse, de menthe, d'anis, d'absinthe, de cochléaria, de cresson, d'écorce d'orange et de citron, sont dits simples quand on n'y fait entrer qu'une seule espèce de plantes.

330. D. Comment prépare-t-on les alcoolats ?

R. On laisse d'abord macérer dans l'alcool les plantes que l'on veut distiller, puis ensuite on les distille au bain-marie.

331. D. Avec quoi prépare-t-on les alcoolats ?

R. Avec des plantes fraîches ou desséchées, avec des fruits entiers (ombellifères), avec des fruits charnus (fraises, framboises), avec des racines (racine d'angélique), avec des graines sèches (noix muscade), avec de l'écorce (cannelle), avec du bois (sassafras).

5.

332. D. La durée de la macération est-elle la même pour toutes les plantes et pour tous les organes ?

R. Non, il faut 24 heures de macération pour les fruits charnus (fraises, framboises), il faut 4 jours de macération pour les plantes fraîches, 6 jours pour les plantes sèches, et 8 jours pour les écorces et les racines.

333. D. Quels sont les alcoolats que l'on prépare avec les plantes fraîches, préalablement épistées ?

R. Ceux de lavande, de mélisse, de menthe, d'absinthe, d'hysope, de romarin, de cochléaria, de cresson, d'écorce d'orange, de citron et de fleurs d'oranger.

334. D. Quels sont les alcoolats que l'on prépare avec des fruits secs ?

R. Ceux d'anis et des autres ombellifères.

335. D. Quels sont les alcoolats qui sont préparés avec des organes durs et desséchés, préalablement pulvérisés ?

R. Ceux qui sont préparés avec la racine d'angélique, la noix muscade, le clou de girofle, le bois de sassafras, l'écorce de cannelle.

336. D. Comme prépare-t-on les alcoolats avec

les plantes contenant un principe aromatique très-fugace (lis, jasmin, tubé-
reuse?)

R. L'on stratifie ces fleurs avec des morceaux
de drap imbibés d'huile d'olive, et l'on
renouvelle les fleurs jusqu'à ce que l'huile
soit assez aromatique, puis on lave le
drap avec de l'alcool qui dissout le principe actif et l'on distille.

337. D. Quel est l'usage des alcoolats et quel
est leur mode d'administration ?

R. Ils servent d'excitants diffusibles ; — ils
se donnent à l'intérieur par gouttes sur
du sucre, ou à la dose de 2 à 8 grammes
dans une potion ; — à l'extérieur ils
s'emploient en fumigation, en collyre,
en liniments, et ils entrent dans la composition des injections, gargarismes,
collutoires.

338. D. Prescrire l'alcoolat de mélisse des carmes?

R. Alcoolat de mélisse.................. 100 gr.
En verser quelques gouttes sur du sucre, en
prendre trois fois par jour.

339. D. Prescrire une potion excitante avec l'alcoolat d'anis?

R. Alcoolat d'anis. . . . .   4 gr.
Eau distillée de mélisse. . . . .   120 gr.
Sirop de menthe.   30 gr.
Mêlez; à prendre par cuillerées à bouche de deux
en deux heures dans la journée.

340. D. Qu'est-ce qu'un alcoolé ou teinture alcoolique?

R. C'est une préparation officinale obtenue par la solution, la macération ou la digestion de certaines substances dans l'alcool; — les alcoolés sont employés comme les alcoolats, la terminaison (é) veut dire par dissolution.

341. D. Dans quelle proportion l'alcool se trouve-t-il dans les alcoolés ?

R. Dans la proportion d'une partie de substance médicamenteuse pour quatre d'alcool.

342. D. Prescrire un alcoolé tonique ou teinture tonique ?

R. Quinquina concassé. . . . .   25 gr.
Alcool. . . . .   100 gr.
Laissez macérer pendant quinze jours et filtrez;
— à prendre par cuillerées à café quatre fois par
jour.

343. D. Quelles sont les exceptions à la règle sur la quantité d'alcool à employer dans les alcoolés?

R. Dans la teinture d'iode, il y a douze parties d'alcool pour une d'iode ; il en est de même pour la teinture d'opium, la teinture de succin est au 16ᵉ, l'eau-de-vie camphrée au 40ᵉ, les teintures de perchlorure de fer, de gaïac, de cantharide, au 8ᵉ.

344. D. A quelles doses donne-t-on les alcoolés ou teintures ?

R. A la dose de 5 à 15 grammes, c'est-à-dire d'une cuillerée à café à une cuillerée à bouche.

345. D. Quelles sont les exceptions à cette règle?

R. Les teintures narcotiques et narcotico-âcres se donnent à des doses beaucoup plus faibles, c'est-à-dire par gouttes : les teintures d'opium, de digitale, de morphine, de belladone, de jusquiame, d'aconit, de ciguë se donnent à la dose de 15 gouttes à 4 grammes, dans une potion ou par gouttes sur du sucre.

346. D. Les alcoolés ou teintures peuvent-ils être employés à l'extérieur ?

R. Oui, ils peuvent être employés en collyre et l'on peut en faire entrer dans une foule de médicaments externes.

347. D. Prescrire une potion sudorifique avec la teinture de cannelle?

R. Eau distillée d'anis...................... 100 gr.
Sirop d'écorce d'oranges................. 30 gr.
Teinture de cannelle.................... 2 gr.
Mêlez; à prendre par cuillerées dans la journée.

348. D. Prescrire un lavement antispasmodique avec la teinture d'assa fœtida?

R. Assa fœtida en poudre................ 4 gr.
Jaune d'œuf............................. n° 1.
Triturez dans un mortier et ajoutez:
Eau distillée de valériane............. 300 gr.
Teinture d'assa fœtida................. 2 gr.
Mêlez; — pour un lavement.

349. D. Qu'est-ce qu'une alcoolature?
R. C'est un médicament qui ne diffère des teintures ou alcoolés que parce qu'il est préparé avec les substances fraîches.

350. D. Quelles sont les principales alcoolatures?
R. Celles de digitale, de belladone, de jusquiame, d'aconit.

351. D. Comment prépare-t-on les alcoolatures?
R. L'on met macérer les plantes préalablement écrasées par épistation pendant quelques jours dans l'alcool, l'on passe et l'on filtre.

352. D. Quel est l'avantage que l'on retire de cette forme médicamenteuse?

R. C'est de réunir beaucoup de principes actifs sous un petit volume.

353. D. **Qu'est-ce qu'un apozème?**

R. C'est une solution très-concentrée des principes immédiats des végétaux dans l'eau (apozèmes sudorifiques, tænifuges, purgatifs).

354. D. En quoi les apozèmes diffèrent-ils des tisanes?

R. C'est parce qu'ils sont beaucoup plus concentrés et qu'ils ne servent pas de boisson ordinaire aux malades.

355. D. Quels sont les apozèmes les plus usités?

R. Le bouillon aux herbes et la décoction blanche de Sydenham.

356. D. Quelle est la formule de la décoction blanche de Sydenham?

R. Corne de cerf calcinée et porphyrisée...   8 gr.
Mie de pain.........................   24 gr.
Gomme arabique concassée.............   8 gr.
Sucre...............................   32 gr.
Eau distillée de fleurs d'oranger........   16 gr.
Eau commune........................   s. q.

Mêlez la corne de cerf calcinée et la mie de pain dans un mortier, faites bouillir un quart d'heure avec la gomme et un litre et demi d'eau, passez à

travers un linge, exprimez et ajoutez le sucre t
la fleur d'oranger, l'on doit obtenir un litre de décocté; — la décoction blanche sert dans la diar-
rhée et la dyssenterie.

357. D. **Qu'est-ce qu'un bain?**

R. C'est un médicament dans lequel on
plonge et l'on fait séjourner plus ou
moins de temps la totalité du corps ou
une de ses parties.

358. D. Comment divise-t-on les bains?

R. En bains généraux et bains locaux; ces
derniers comprennent les manuluves, les
pédiluves et les bains de siége.

359. D. Au point de vue de leur nature, comment
divise-t-on les bains?

R. En bains liquides (eau douce, eau de
mer, eaux minérales naturelles ou artificielles), en bains gazeux (cinabre,
chlore, air), en bains de vapeur (soit
aqueuse simple, soit médicamenteuse),
en bains secs (cendre, sable, terre, plâ-
tre), en bains mous (fumier, boues ther-
males et minérales, marc de raisin ou
d'olives).

360. D. Comment divise-t-on les bains sous le
rapport de leur température?

R. En bains très-froids jusqu'à 12° au-

dessus de zéro, bains froids depuis 12°
jusqu'à 18°, bains frais depuis 18° jusqu'à 25°;—à cette température les bains
sont toniques, — bains tempérés et hy-
giéniques de 25° à 30°, bains chauds
de 30° à 36° et au-dessus, ils sont débi-
litants.

361. D. Quelle est la meilleure température du
bain, quand il n'y a pas de contre-indi-
cation ?

R. C'est celle qui est le plus agréable au
malade.

362. D. Comment divise-t-on les bains au point
de vue de leur composition ?

R. En bains simples et bains composés ou
médicamenteux ; — les bains composés
peuvent être mucilagineux, émollients,
alcalins, aromatiques, gélatineux, minéraux.

363. D. Comment doit-on prescrire un bain ?

R. Il faut indiquer la quantité de principes
actifs à employer, indiquer la température du bain et le temps que l'on doit y
rester.

364. D. Prescrire un bain aromatique?

R. Sauge, lavande, romarin, thym, de chaque 4 poi-
gnées, eau, 6 litres, faites par infusion, passez et

versez dans l'eau du bain ; y séjourner une demi-heure, — température de 25 à 30°.

365. D. Prescrire un bain gélatineux ?

R. Gélatine........................ 1,000 gr.
Faites dissoudre dans eau tiède...... 1,500 gr.
Et ajoutez au bain ordinaire.

366. D. Prescrire un bain mercuriel ?

R. Sublimé corrosif..................... 15 gr.
Faites dissoudre dans alcool........... 125 gr.
Versez dans une baignoire de bois.

367. D. Prescrire un bain sulfureux ?

R. Sulfure de potassium................. 20 gr.
Eau commune........................ 750 gr.
Dissolvez et versez dans le bain.

368. D. Qu'est-ce que la bière (brutolé) ? Comment la fabrique-t-on ?

R. (Voyez *Chimie organique*, nos 597 et suivants.)

369. D. Quelles sont les bières les plus usitées en médecine ?

R. C'est la bière de quinquina, et la bière antiscorbutique.

370. D. Avec quoi peut-on faire des bières composées ?

R. Avec des substances toniques, excitantes, antiscorbutiques, qui leur communiquent leurs propriétés.

371. D. Quelle est la propriété de la bière simple ?

R. Elle est tonique et diurétique.

372. D. Comment prépare-t-on les bières composées ?

R. On les prépare par macération et à peu
près dans les mêmes proportions que
les vins médicinaux, seulement la durée de la macération n'est que de 2 à
4 jours à cause de l'altérabilité du liquide ; ensuite elle doit être alcoolisée
avec 60 grammes d'alcool par litre.

373. D. **Qu'est-ce qu'un biscuit médicinal** (saccharolé sec) ?

R. C'est un biscuit ordinaire, dans lequel
on a incorporé, avant la cuisson, des
substances médicamenteuses.

374. D. Quels sont les principaux biscuits employés en médecine et quelle est leur
formule ?

R. Ce sont les biscuits vermifuges **qui** contiennent chacun 90 centigrammes de
semen - contra et 10 centigrammes de
résine de jalap.

375. D. **Qu'est-ce qu'un bol ?**

R. C'est une pilule dépassant 40 centigrammes, de consistance molle et de forme ovalaire.

376. D. Qu'est-ce qu'un bouillon?

R. C'est la décoction de la chair de certains animaux dans l'eau, principalement de la chair de poulet et de veau (rafraîchissant).

377. D. Qu'est-ce qu'une bougie?

R. C'est une tige flexible, à diamètre variable, longue de 24 centimètres et destinée à être introduite dans le canal de l'urètre. On distingue 2 sortes de bougies : les bougies emplastiques et les bougies élastiques.

378. D. Qu'est-ce qu'un cataplasme?

R. C'est un médicament externe, de consistance de bouillie, destiné à être appliqué sur quelque partie du corps.

379. D. Avec quoi fait-on les cataplasmes?

R. Avec de la farine, de la fécule, de la pulpe, de la poudre, l'on y ajoute souvent des onguents, des décoctions de la plante avec laquelle il est fait; on peut aussi y ajouter du lait, du vin, etc.

380. D. Avec quoi fait-on les cataplasmes froids et crus.

R. Avec la farine de moutarde qui, par la chaleur, perdrait ses propriétés, — avec les pulpes des plantes préparées à froid, et qui doivent être toujours crues.

381. D. Quelles précautions faut-il prendre quand on veut ajouter des plantes aromatiques à un cataplasme?

R. Il faut saupoudrer le cataplasme avec ces plantes, ou bien en faire une décoction concentrée que l'on verse sur le cataplasme.

382. D. Si les substances étaient sujettes à s'altérer à la chaleur, telles que le camphre, l'acétate de plomb, le safran, la ciguë, que ferait-on?

R. On ne devrait les ajouter au cataplasme que lorsqu'il serait refroidi.

383. D. Doit-on incorporer ces substances à la masse du cataplasme?

R. Non, mais on doit recouvrir de ces substances la partie du cataplasme qui est en contact avec la peau.

384. D. Doit-on incorporer les corps gras aux cataplasmes?

R. Non, on les étend à la surface du cataplasme encore assez chaud pour les liquéfier.

385. **D.** Prescrire un cataplasme calmant?

    R. Cataplasme émollient.................. 160 gr.
       Laudanum de Sydenham...·.......... 2 gr.
       Étendre le laudanum sur la surface du cataplasme.

386. **D. Qu'est-ce qu'une capsule?**

    R. C'est une vésicule gélatineuse ou gommeuse destinée à renfermer des médicaments d'une saveur trop repoussante (médecine noire en capsules).

387. **D. Qu'est-ce qu'un cérat** (éléo-cérolés)?

    R. C'est un médicament externe officinal, de consistance très-molle, formé de 3 parties d'huile et d'une partie de cire (cérat simple).

388. **D.** Qu'est-ce que le cérat de Galien?

    R. C'est un cérat composé d'huile 4 parties, de cire 1 partie et d'eau de roses 5 parties.

389. **D.** Qu'est-ce que le cérat de Goulard, de quoi est-il composé?

    R. Il est composé de 8 parties de cérat de Galien et d'une partie d'extrait de saturne (s'emploie dans les brûlures).

390. **D.** A quoi servent les cérats?

    R. Ils servent souvent d'excipients à des poudres végétales, minérales, animales, et à des extraits destinés à l'usage externe.

391. D. Prescrire un cérat calmant pour panser les plaies douloureuses.

R. Cire blanche........................... 20 gr.
Huile d'amande....................... 80 gr.
Faites fondre au bain-marie, versez dans un mortier en marbre et ajoutez par petites portions :
Eau distillée de laurier-cerise.......... 160 gr.

392. D. Qu'est-ce que le collodion ?

R. C'est un liquide incolore plus ou moins sirupeux, préparé avec du coton-poudre macéré dans l'éther.

393. D. Comment prépare-t-on le coton-poudre ou pyroxyle ?

R. On l'obtient en mêlant une partie de salpêtre en poudre avec 3 parties d'acide sulfurique concentré, et l'on maintient le coton dans ce mélange pendant une ou plusieurs heures, on lave le produit, et après l'avoir fait sécher, on le dissout dans l'éther, et l'on obtient le collodion.

394. D. Quelle est la formule du collodion ?

R. Fulmi-coton...................... 1 partie.
Éther.......................... 15 parties.

395. D. Quel est son usage?

R. Le collodion est employé comme adhésif et agglutinatif en chirurgie; étendu à plusieurs couches sur la peau, il forme, après l'évaporation de l'éther, une pellicule très-adhésive résistant à l'eau; on l'emploie comme topique dans l'érysipèle et la variole dont il arrête le développement.

396. D. **Qu'est-ce qu'un collutoire?**

R. C'est un médicament magistral, sec ou mou, de consistance variable, destiné à être porté dans la bouche au moyen d'un pinceau; il est d'une consistance plus grande que le gargarisme et souvent formé de poudres.

397. D. Comment divise-t-on les collutoires?

R. En collutoires secs et collutoires mous.

398. D. De quoi sont composés les collutoires secs?

R. De poudres, soit simples, soit composées.

399. D. Quels sont les excipients des collutoires mous?

R. Le miel rosat et le sirop de mûres, dans lesquels on incorpore les poudres ou les liquides.

400. D. Comment prépare-t-on les collutoires

mous dans lesquels l'on veut faire entrer, soit l'alun, le sublimé, un chlorure, un borate ou un extrait mou,
substances toutes solubles.

R. L'on commence par dissoudre ces matières dans suffisante quantité d'eau,
puis on les incorpore à l'excipient du
collutoire.

401. D. Que fait-on si les matières sont incom-
plétement solubles (fleurs, racines, écorces) ?

R. L'on fait un infusé ou un décocté que
l'on incorpore à l'excipient en proportions égales.

402. D. Que fait-on si l'on a affaire à des acides,
teintures, vins, vinaigres, alcoolats ?

R. On les incorpore directement.

403. D. A quelles doses se prescrivent les collutoires ?

R. A la dose de 30 ou 60 grammes.

404. D. Prescrire un collutoire sec contre la
stomatite aphtheuse ?

R. Alun pulvérisé...................... 15 gr.
Sucre en poudre.................... 20 gr.
Mêlez exactement; en mettre au bout d'un pinceau
et en barbouiller le fond de la bouche,

6

405. D. Prescrire un collutoire mou ?

R. Sous-borate de soude.................. 16 gr.
Faire dissoudre dans eau............... q. s.
Et incorporer le soluté au sirop de mûres. 30 gr.

406. D. Prescrire un collutoire avec l'acide chlorhydrique?

R. Acide chlorhydrique.................. 2 gr.
Miel rosat. .... 60 gr.
Mêlez et incorporez.

407. D. Prescrire un collutoire au sublimé corrosif?

R. Sublimé corrosif..................... 20 cg.
Faites dissoudre dans alcool.......... q. s.
Mêlez et incorporez à miel rosat........ 30 gr.

408. D. **Qu'est-ce qu'un collyre?**

R. C'est une préparation externe de consistance et de composition variables, destinée aux maladies des yeux.

409. D. Combien distingue-t-on d'espèces de collyres?

R. Quatre espèces, les secs, les mous, les liquides et les gazeux.

410. D. De quoi sont composés les collyres secs?

R. Ils sont composés de poudres très-fines, calomel, oxyde de zinc, nitrate de potasse.

411. D. Comment administre-t-on les collyres secs?

R. On charge de poudre un tuyau de plume et l'on insuffle dans l'œil.

412. D. De quoi sont composés les collyres mous?

R. Ils sont composés de corps gras ou mucilagineux, dans lesquels l'on incorpore des extraits liquides, des teintures, du bioxyde de mercure, du proto et deutochlorure de mercure, des oxydes de plomb.

413. D. Que fait-on si les sels que l'on veut incorporer dans les collyres mous sont solubles?

R. On les dissout dans un peu d'eau, et on les incorpore ensuite à l'excipient.

414. D. Que fait-on si les substances sont insolubles?

R. On les incorpore directement.

415. D. Dans quelle proportion fait-on entrer la substance active dans l'excipient?

R. Depuis 60 centigrammes jusqu'à 2 grammes, par 30 grammes d'excipient.

416. D. Quels sont les collyres moux, officinaux, les plus employés?

R. La pommade de Régent, de Lyon, de Janin.

417. D. Comment prépare-t-on les collyres liquides?

R. Si les substances sont solubles (extraits
aqueux, gommes, acétate de plomb, sulfate de zinc, sublimé corrosif, alun, bo-
rax), on les prépare par solution, infusion, décoction, suivant la nature de la
substance.

418. D. Comment prépare-t-on les collyres liquides avec des substances insolubles
dans l'eau, telles que extraits alcooliques, matières résineuses et oléo-résineuses?

R. On les suspend dans l'excipient à l'aide
d'un mucilage de gomme ou d'un jaune
d'œuf.

419. D. Peut-on se servir d'autres excipients que
l'eau?

R. On peut se servir encore comme excipients de vins, de teintures, d'alcool, de
vinaigres, d'alcoolats, ou d'eau chargée
de principes médicamenteux (infusé de
sauge, eau distillée de roses, décocté de
tête de pavot).

420. D. Comment administre-t-on les collyres
liquides?

R. L'on verse le collyre dans la main ou

dans une soucoupe et on bassine l'œil, ou bien l'on imbibe une compresse du liquide que l'on applique sur l'œil, l'on peut aussi faire des injections dans l'œil.

421. D. Avec quoi prépare-t-on les collyres gazeux ?

R. Avec des substances qui peuvent se gazéifier, alcool, éther, eau, vin, ou volatilisables ; pour cela il est nécessaire de les chauffer, puis on expose l'œil à ces émanations gazeuses ou volatiles, en les dirigeant sur l'organe malade au moyen d'un entonnoir.

422. D. Prescrire un collyre gazeux ?

R. Exposer l'œil à la vapeur d'alcool.

423. D. Prescrire un collyre sec ?

R. Calomel............................ 20 cg.
Oxyde blanc de zinc................. 50 cg.
Sucre pulvérisé..................... 1 gr.
Mêlez et porphyrisez, chargez un tuyau de plume et insufflez dans l'œil.

424. D. Prescrire un collyre mou avec l'extrait d'opium ?

R. Extrait d'opium..................... 30 cg.
Dissolvez dans eau................... q. s.
Et incorporez dans cérat simple........ 32 gr.

425. D. Prescrire un collyre mou avec l'oxyde rouge de mercure ?

R. Oxyde rouge de mercure.............. 25 cg.
Sulfate de zinc...................... 5 cg.
Axonge. .... 30 gr.
Mêlez dans un mortier de porcelaine. Appliquez gros comme un pois sur le bord libre des paupières.

426. D. Prescrire un collyre liquide?

R. Sublimé corrosif.................... 5 cg.
Eau de rose. .... 200 gr.

427. D. Prescrire le collyre opiacé du codex?

R. Eau de rose...................... 125 gr.
Extrait d'opium.................... 2 cg.
Faites dissoudre et appliquez sur l'œil une compresse imbibée de ce liquide.

428. D. **Qu'est-ce qu'une douche?**

R. C'est un jet de liquide projeté avec plus ou moins de force sur certaines parties du corps; la douche peut être ascendante, descendante ou horizontale, elle peut être froide ou tempérée, elle peut être simple ou médicamenteuse, sa durée ne dépasse guère une ou deux minutes.

429. D. **Qu'appelle-t-on eaux minérales?**

R. Ce sont des eaux qui renferment beaucoup de sels solubles ou insolubles, et souvent de la matière organique.

430. D. Comment divise-t-on les eaux minérales?

R. En eaux minérales naturelles et eaux minérales artificielles.

431. D. Qu'appelle-t-on eaux minérales naturelles?

R. Ce sont des eaux qui sourdent de terre, chaudes ou froides, et qui contiennent beaucoup de substances minérales et une matière végéto-animale?

432. D. En combien de classes les divise-t-on?

R. En cinq classes : — eaux ferrugineuses, eaux acidules gazeuses, eaux sulfureuses, eaux alcalines, eaux iodurées et bromurées; nous ne parlerons pas ici des eaux minérales *naturelles*, ce n'est pas en pharmacologie que l'on étudie cette question, mais bien en thérapeutique et matière médicale. (Voir notre recueil de thérapeutique et de matière médicale.)

433. D. **Qu'appelle-t-on eaux minérales artificielles** (hydrolés minéraux)?

R. Ce sont des eaux qui sont fabriquées sur le modèle des eaux naturelles, et qui jouissent à peu près des mêmes propriétés médicinales.

434. **D.** Si l'on veut fabriquer des eaux acidules gazeuses, comment s'y prend-on ?

R. L'on fait entrer, à l'aide d'une machine à compression, de l'acide carbonique dans de l'eau préalablement chargée de sels.

435. **D.** Si l'on veut fabriquer des eaux salines, comment s'y prend-on ?

R. On dissout du sulfate de soude et de magnésie dans l'eau.

436. **D.** Avec quoi prépare-t-on les eaux sulfureuses artificielles ?

R. Avec des sulfures alcalins et surtout celui de sodium.

437. **D.** Comment fabrique-t-on les eaux ferrugineuses ?

R. Avec du carbonate de fer insoluble que l'on délaye dans une petite quantité d'eau, et on l'introduit dans la bouteille destinée à recevoir l'eau ferrugineuse.

438. **D.** Comment fabrique-t-on les eaux artificielles bromurées et iodurées ?

R. Avec des bromures et des iodures alcalins.

439. **D.** Quelles sont les propriétés de ces cinq espèces d'eaux ?

R. Les eaux acidules gazeuses sont excitantes et diurétiques, — les eaux ferrugineuses sont toniques, — les eaux sulfureuses agissent spécialement sur la peau, les muqueuses et le système lymphatique, — les eaux salines sont purgatives, — les eaux iodurées et bromurées agissent sur le corps thyroïde et le système lymphatique.

440. D. Les eaux minérales artificielles peuvent-elles remplacer les eaux minérales narelles ?

R. Non, il faut leur préférer les eaux minérales naturelles, parce qu'elles contiennent des matières organiques en suspension ou en dissolution, qui sont importantes pour le traitement et que l'art ne peut imiter.

441. D. Comment administre-t-on les eaux minérales artificielles?

R. A *l'intérieur* par verres, ensuite par litres, seules ou coupées avec du vin, du lait, de l'eau ordinaire, ou avec un décocté, un infusé ; — à *l'extérieur*, en injections, lotions et bains.

442. D. Prescrire un bain composé d'eau minérale artificielle?

R. Sous carbonate de soude ou de potasse.   250 gr.
Faites dissoudre dans l'eau du bain.

443. D. **Qu'est-ce qu'un écusson?**

R. C'est un médicament magistral destiné à l'usage externe et formé de morceaux de toile, de taffetas, de peau, de diachylon, de sparadrap, recouverts d'une substance médicamenteuse, telle qu'un onguent, un emplâtre, un extrait; — le médecin doit indiquer la grandeur de l'écusson.

444. D. Prescrire un écusson d'emplâtre de Vigo?

R. Écusson d'emplâtre de Vigo, de 10 centimètres de haut sur 6 de large, que l'on appliquera sur la partie malade.

445. D. **Qu'est-ce qu'un électuaire, opiat, marmelade, confection?**

R. C'est un médicament de consistance de miel ou de pâte molle, composé ordinairement de beaucoup de poudres, d'extraits réunis au moyen du sirop ou du miel qui leur servent d'excipient; exemple : (thériaque et diascordium).

446. D. Quelles sont les substances actives qui entrent dans les électuaires?

R. D. Les poudres végétales, animales,

minérales, les extraits aqueux ou alcooliques, les résines, gommes-résines, oléo-
résines, huiles essentielles, les eaux distillées, des alcoolés, des œnolés, etc.

447. D. Quel est le mode de préparation des
électuaires?

R. On les prépare par l'incorporation des
substances médicamenteuses à froid
dans un mortier, ou à chaud dans une
bassine, après que les substances ont
été séchées et pulvérisées; 1 de poudre
pour 2 de sirop.

448. D. Comment pulvérise-t-on les gommes-
résines très-molles avant de les incorporer?

R. Il faut d'abord les dissoudre dans l'alcool à 22°, en faire une espèce de miel
avant de les incorporer à l'excipient.

449. D. Comment incorpore-t-on les extraits
aqueux et alcooliques, les huiles essentielles, les teintures ou alcoolés?

R. On commence par dissoudre dans un peu
d'eau ou dans l'excipient les extraits
aqueux; — les extraits alcooliques sont
pulvérisés avant d'être incorporés, les
huiles essentielles sont transformées en
éléo saccharolés, et s'il y a des subs-

tances aromatiques ou volatiles (oléo-
résines, œnolés, alcoolés), liquides ou
pulvérulentes, on les ajoute à la fin.

450. D. Quelle est la forme d'administration des
électuaires et leur dose ?

R. Les électuaires se donnent à l'intérieur
sous forme de bols de la grosseur d'un
haricot à la dose de 4 à 8 grammes, ou
bien on les donne délayés dans un véhicule, ou bien on les fait prendre dans du
pain azyme ; — à l'extérieur on les donne
en lavement, etc.

451. D. Prescrire un électuaire officinal ?

R. Thériaque ou diascordium.............. 2 gr.
A prendre en 2 doses dans du pain à chanter.

452. D. Prescrire un électuaire astringent ?

R. Extrait de ratanhia.................. 2 gr.
Conserves de roses rouges............ 128 gr.
Sirop diacode....................... 8 gr.
Cachou pulvérisé.................... 1 gr.
Mêlez ; à prendre par cuillerées à café, d'heure en
heure.

453. D. Prescrire un électuaire tonique ?

R. Quinquina en poudre................. 4 gr.
Sous-carbonate de fer................ 2 gr.
Mêlez et incorporez dans miel.......... s. q.
A prendre par cuillerées à café ou dans du pain
azyme, en huit doses.

454. D. Qu'est-ce qu'une embrocation ?

R. C'est une forme médicamenteuse différant peu de la lotion et de la fomentation et étant toujours chaude.

455. D. Qu'est-ce qu'un emplâtre (stéarates de plomb) ?

R. C'est un médicament ayant pour base la combinaison de l'oxyde de plomb avec les acides gras ; on l'emploie à l'extérieur, étendu en couches minces sur des morceaux de toile ou de peau ; il est agglutinatif et adhérent aux doigts.

456. D. Comment divise-t-on les emplâtres ?

R. En simples et composés, en brûlés et non brûlés.

457. D. Quelle est la composition de l'emplâtre simple ?

R. Litharge 1 partie, huile 1 partie, axonge 1 partie, eau 2 parties ; faites chauffer dans une cuve jusqu'à ce que toutes ces substances soient homogènes.

458. D. Comment Soubeiran appelle-t-il cet emplâtre ?

R. Un stéarate, margarate, oléate de plomb.

459. D. A quoi sert l'emplâtre simple ?

R. Il sert d'excipient à tous les autres emplâtres.

460. D. Qu'est-ce qu'un emplâtre composé ?

R. C'est un emplâtre simple dans lequel on a incorporé par liquéfaction des matières grasses, résineuses, oléo-résineuses, ou par mixtion des poudres et des gommes-résines (emplâtre aux cantharides).

461. D. Que fait-on pour incorporer dans un emplâtre simple des poudres molles qui ne peuvent être pulvérisées (gommes-résines, ammoniaque)?

R. Si l'on ne peut les pulvériser, il faut les dissoudre dans l'alcool.

462. D. Quels sont les principaux emplâtres composés ?

R. L'emplâtre de savon, — de diapalme, — de diachylon gommé, — mercuriel ou de Vigo, etc.

463. D. Qu'est-ce qu'un emplâtre non brûlé ?

R. C'est un emplâtre blanc, qui est préparé au bain-marie et dans lequel il entre de l'eau.

464. D. Qu'est-ce que l'emplâtre brûlé ?

R. C'est un emplâtre noir, composé d'huile, de cire, de poix noire et de litharge; s'il a cette couleur, c'est parce que les corps gras qui entrent dans sa composition sont décomposés et carbonisés par la chaleur ; ces emplâtres ne renferment pas d'eau.

465. D. Qu'est-ce que l'onguent de la mère ?

R. C'est un emplâtre brûlé, c'est-à-dire qui est noir, ne renfermant pas d'eau et dont les matières grasses sont brûlées.

466. D. Quelle est sa propriété ?

R. Il est excitant et maturatif.

467. D. Comment prescrit-on un emplâtre ?

R. L'on doit indiquer quelle doit être sa dimension en découpant un morceau de papier ou de toile de la grandeur et de la forme voulues, ou bien en déterminant son diamètre en superficie, 8 centimètres de long sur 7 de large, ou encore grand comme la main, grand comme une pièce de 5 francs.

468. D. Prescrire un emplâtre simple ?

R. Emplâtre de céruse.................... q. s.
Étendez l'emplâtre sur une rondelle de peau du diamètre d'une pièce de 5 francs et appliquez sur la partie malade.

469. D. Qu'est-ce que l'emplâtre de diachylon ?

R. C'est un emplâtre simple, auquel on a incorporé un peu de térébenthine et de résine pour le rendre plus excitant, que l'on fond et que l'on étend sur une toile.

470. D. Qu'est-ce qu'une émulsion?

R. C'est une préparation interne de couleur et de consistance laiteuse, résultant de la suspension dans l'eau de matières huileuses ou résineuses au moyen d'un intermède albumineux ou mucilagineux.

471. D. Quel est le type des émulsions?

R. C'est le lait, parce qu'il contient de la margarine, butyrine, stéarine, matières grasses (beurre), tenues en dissolution dans l'eau par l'albumine qui leur sert d'intermède. (Chimie, n° 933.)

472. D. Comment divise-t-on les émulsions?

R. On les divise en émulsions vraies et émulsions fausses,

473. D. Qu'est-ce qu'une émulsion vraie ou naturelle?

R. C'est celle qui est préparée avec des corps qui renferment à la fois l'huile et l'intermède (amandes douces, graines de potiron, graines de chènevis, pistaches), et qui n'a pas besoin d'intermède (le lait d'amandes est une émulsion vraie).

474. D. Qu'est-ce qu'une émulsion fausse?

R. C'est celle qui est faite avec des huiles ou des résines liquides tenues en suspension à l'aide d'un mucilage ou d'un jaune d'œuf ; telle est l'émulsion d'assa fœtida, de cubèbe, de gaïac, de copahu, de jalap.

475. D. Comment prépare-t-on l'émulsion au lait d'amandes ?

R. Après avoir mondé les amandes, c'est-à-dire les avoir débarrassées de leur pellicule au moyen de l'eau chaude, on les pile avec du sucre dans un mortier de marbre, en y ajoutant de l'eau peu à peu ; on filtre à travers une étamine et l'on ajoute de la fleur d'oranger.

476. D. Prescrire l'émulsion au lait d'amandes ?

R. Amandes douces................... 30 gr.
Sucre............................. 60 gr.
Eau.............................. 1000 gr.
Eau de fleurs d'oranger............ 15 gr.
A prendre par verrées dans la journée.

477. D. Prescrire l'émulsion jaune au lait de poule ?

R. Jaune d'œuf..................... n° 1.
Sucre............................ 30 gr.
Triturez et ajoutez :
Eau chaude........................ 300 gr.
Eau de fleurs d'oranger............ 15 gr.

478. D. Prescrire une émulsion fausse au cubèbe?

R. Essence concentrée de cubèbe......... 150 gr.
Mucilage de gomme arabique.......... 150 gr.
Mêlez; en prendre 4 cuillerées à café par jour, mêlées à quelques cuillerées d'eau (Soubeiran).

479. D. Quelles sont les substances que l'on peut faire entrer dans une émulsion composée?

R. Des poudres, des sels, des eaux distillées, etc., mais jamais des liqueurs acides ou alcooliques.

480. D. Prescrire une émulsion composée?

R. Émulsion ordinaire.................. 500 gr.
Sirop diacode...................... 30 gr.
Eau distillée de laurier-cerise.......... 30 gr.
Mêlez; à prendre dans la journée par verres.

481. D. Pourquoi se sert-on ordinairement du jaune d'œuf comme intermède dans une émulsion?

R. Parce qu'il sert d'intermède aux poudres et aux sels insolubles, et qu'il contient de l'huile.

482. D. Pourquoi se sert-on d'eau chaude et non d'eau bouillante, pour préparer le lait de poule?

R. Parce que l'eau bouillante coagulerait
l'albumine.

483. D. Quelles sont les propriétés les plus ordi-
naires des émulsions?

R. Les émulsions, étant composées d'albumine, d'huile ou de mucilage, sont émol-
lientes et rafraîchissantes, et quelquefois
sédatives et narcotiques.

FIN DU TOME PREMIER DE PHARMACOLOGIE.

Dans le tome second, nous continuerons et
nous terminerons tout ce qui a rapport aux préparations magistrales et officinales et à l'art de
formuler.

RECUEIL DE QUESTIONS

POSÉES

AUX 5 EXAMENS DE MÉDECINE

Comprenant 18 volumes, chaque vol. 1 fr. 50

1er EXAMEN. ⎰ Anatomie et physiologie, 2 vol. . 3

2e EXAMEN. ⎰ Pathologie interne et externe, 2 vol. 3

3e EXAMEN.	Physique médicale, 1 vol.	1 50
	Chimie médicale, 3 vol.	4 50
	Histoire naturelle médicale, 1 vol.	1 50

4e EXAMEN.	Higiène, 1 vol.	1 50
	Pharmacologie et art de formuler, 2 vol.	3 »
	Thérapeutique et matière médicale, 2 vol. *sous presse*. . . .	3 »
	Médecine légale et toxicologie, 2 vol. *sous presse*.	3 »

5e EXAMEN.	Clinique interne et externe, 2 vol.	3 »
	Accouchements, 2 vol.	3 »

Imprimerie Eugène Heutte et Cie, à Saint-Germain.

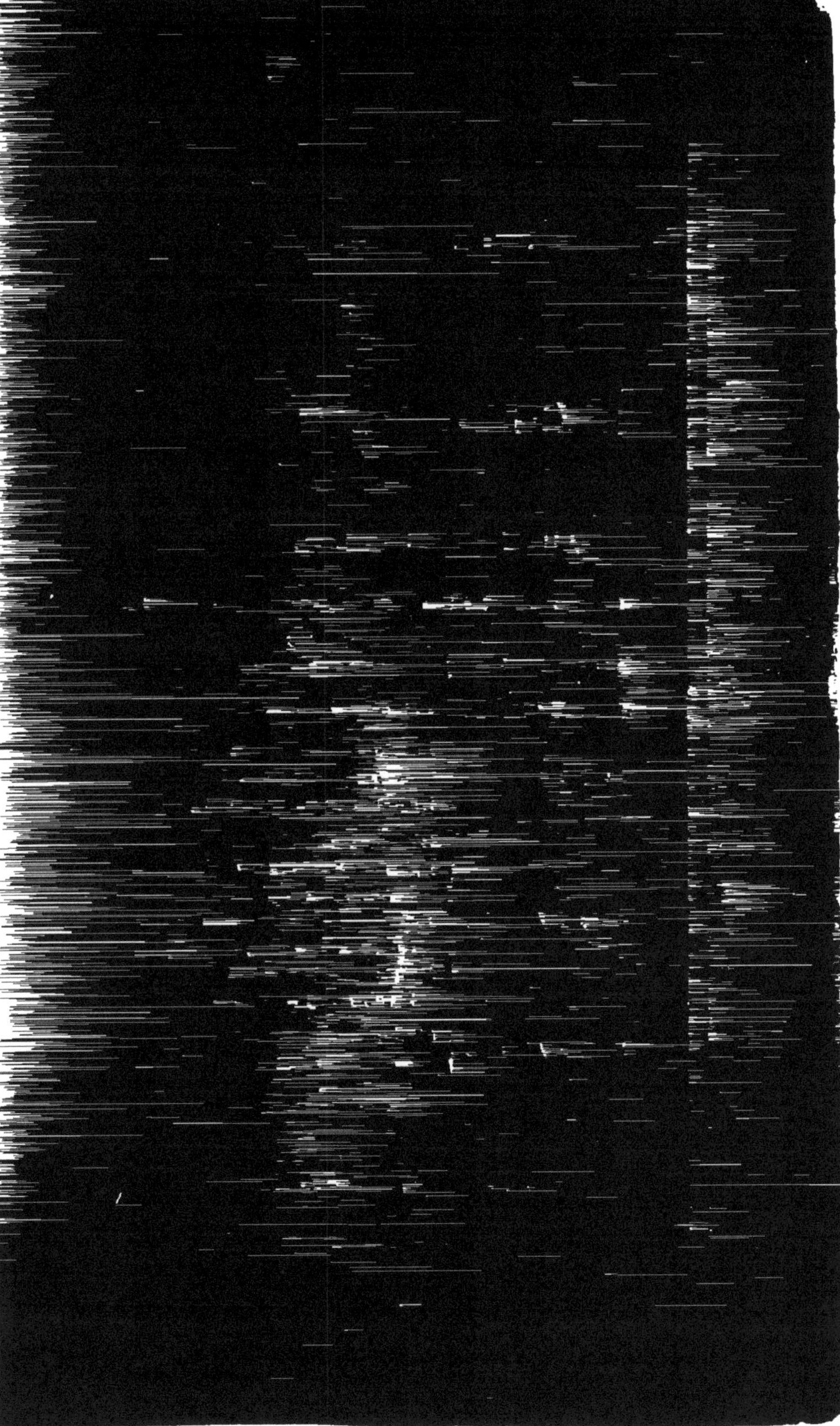

www.ingramcontent.com/pod-product-compliance
Ingram Content Group UK Ltd.
Pitfield, Milton Keynes, MK11 3LW, UK
UKHW022311070726
13614UKWH00002B/674